图解健康知识丛书

图解

儿童经络按摩
刮痧小常识

徐助鸿◎编著

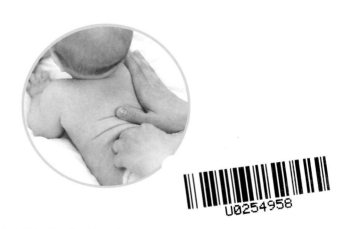

四川科学技术出版社
·成都·

图书在版编目（CIP）数据

图解儿童经络按摩刮痧小常识 / 徐助鸿编著. -- 成
都：四川科学技术出版社，2023.5（2024.3重印）
（图解健康知识丛书）
ISBN 978-7-5727-0988-3

Ⅰ.①图… Ⅱ.①徐… Ⅲ.①儿童—经络—按摩疗法
（中医）—图解②儿童—经络—刮搓疗法—图解 Ⅳ.
①R244-64

中国国家版本馆CIP数据核字（2023）第091476号

图解儿童经络按摩刮痧小常识
TUJIE ERTONG JINGLUO ANMO GUASHA XIAO CHANGSHI

编　　著　徐助鸿

出 品 人　程佳月
责任编辑　万亭君
封面设计　宋双成
责任出版　欧晓春
出版发行　四川科学技术出版社
　　　　　成都市锦江区三色路238号　邮政编码 610023
　　　　　官方微博：http://weibo.com/sckjcbs
　　　　　官方微信公众号：sckjcbs
　　　　　传真：028-86361756

成品尺寸　170 mm × 240 mm
印　　张　14
字　　数　280千
印　　刷　三河市南阳印刷有限公司
版　　次　2023年5月第1版
印　　次　2024年3月第4次印刷
定　　价　32.80元

ISBN 978-7-5727-0988-3

邮　　购：成都市锦江区三色路238号新华之星A座25层　邮政编码：610023
电　　话：028-86361770

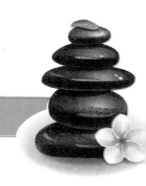

在每个人的体内，都有一个强大的自我调节系统，它就是由隐藏在我们身体里无数穴位组成的经络，它具有"行血气、营阴阳、决死生、除百病"的重要作用。经络将人体内部的各个脏腑器官联系成一个有机整体，保证全身气血的充足供应，抗御病邪，保护机体，是我们保持健康、对抗疾病的强有力武器。

然而，与成年人的身体状况不同，儿童有着独有的生理与病理特征，年龄越小，变化越显著。儿童的生理病理特征有：脏腑娇嫩，形气未充；生机旺盛，发育迅速；抵抗力低，极易发病；精力充沛，容易恢复。有关中医诊断疾病所运用的望、闻、问、切四种方法，儿童与成年人不同。因此，儿童的经络按摩刮痧方法，也与成年人有所区别，不能一概而论。按摩、刮痧等手法可以有效改善儿童经络的气血运行，促进血液循环，畅通经脉循行，使气血盈润旺盛，本书对此作了具体讲解。

本书共分四章。

第一章介绍了儿童生长发育的常识，包括儿童生长发育的各阶段特征、儿童生理与病理特征、中医诊断儿科疾病的相关内容，图文结合，简便易懂，分类清晰，将正常体征与病理体征相对比，更易查证。

第二章介绍了儿童身体的重要穴位，包括头颈部、腹背部、上肢、手指的特效穴位，将具体的手法操作和配图相结合，方法和步骤清晰。

第三章介绍了经络按摩刮痧方法对于儿童常见病的治疗，包括儿童消化系统、神经系统、呼吸系统、五官及脏腑疾病的相关疗法；取穴与刮痧流程细化具体，对按摩时间等也作了相关讲解。

第四章介绍了儿童日常经络保健的方法，包括头部、上肢、胸腹、腰背、下肢等部位简单易学的日常保健按摩方法。

本书内容综合全面，实用性强，条理清晰，形式严谨，丰富具体，望大家在阅读此书的过程中，了解儿童经络与按摩刮痧的内容、方法，家长们也能在日常生活中用到相关的防治方法，让孩子们拥有健康的童年。

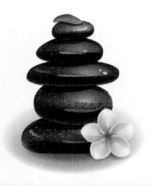

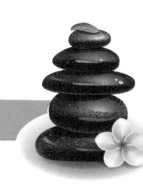

Contents 目 录

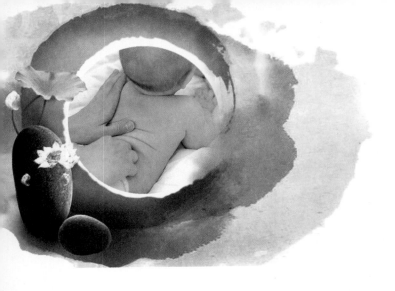

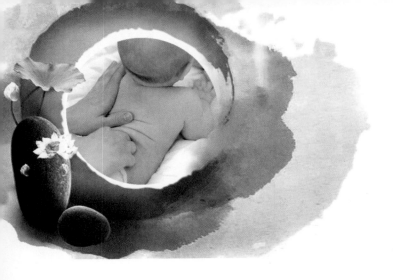

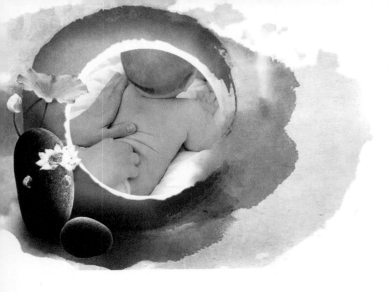

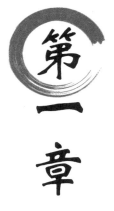

第一章 儿童生长发育常识先知道

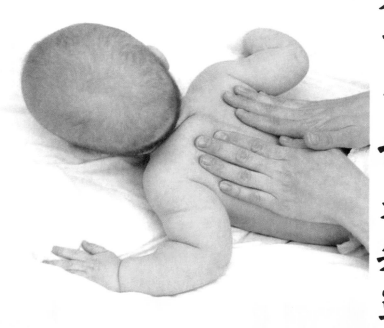

第一节　儿童生长发育各阶段特征

根据儿童时期生长发育过程变化规律进行的阶段划分称为年龄分期。

七大时期

时期名称：**胎儿期**

时　　间：从受孕到分娩共约40周。

发育情况：胎儿完全依靠母体生存，胎儿的各个系统逐步分化形成。妈妈的健康对胎儿的生长发育影响巨大。

健康影响因素：妈妈的身体若是受到物理或药物损伤、感染、营养缺乏、心理创伤、疾病等因素影响，会直接影响胎儿发育，严重者可导致流产、死胎、先天性疾病或生理缺陷等。

时期名称：**新生儿期**

时　　间：从出生到满28天。

发育情况：新生儿开始呼吸和调整血液循环，分别依靠自己的消化系统和泌尿系统摄取营养和排泄代谢产物。体重增长迅速，大脑皮质主要处于抑制状态，兴奋度低。

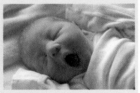

健康影响因素：新生儿患病死亡率高，如畸形、窒息、胎黄、脐风、呼吸道感染、惊风等，多与分娩以及护理不当有关系。

时期名称：婴儿期

时　　间：出生28天到1周岁。

发育情况：婴儿生长发育非常快，对营养的要求非常高，多为母乳或牛乳喂养，辅助食品可适当增加。

健康影响因素：此时的婴儿脏腑娇嫩，形气未充，抗病能力较弱。恶心、呕吐、腹泻、营养不良等情况及感染性疾病易发生。

时期名称：幼儿期

时　　间：1~3周岁。

发育情况：幼儿体格增长较前一时期缓慢，生理功能日趋完善，乳牙逐渐出齐，语言能力发展迅速。

健康影响因素：饮食不当有可能会引起厌食、呕吐、腹泻以及营养不良等病证，且急性传染病的患病概率增加。

时期名称：学龄前期

时　　间：3~6周岁。

发育情况：幼童体格生长减缓，而神经系统发育迅速，语言能力进一步提高，理解和模仿能力增强。

健康影响因素：此时的幼童活泼好动，但又对危险没有防范能力，常会导致中毒、溺水、摔伤等意外事故。

时期名称：学龄期

时　　间：6周岁到青春期前夕（11~13周岁）。

发育情况：体重增长加快，更换乳牙，除生殖系统外，身体其他器官发育接近成年人水平，营养需求旺盛。

健康影响因素：对疾病的抵抗能力进一步增强，学龄儿童的近视发病率大大增加，此外龋齿、肾病综合征、哮喘、过敏性紫癜、风湿等疾病发病率提高。

时期名称：青春期

时　　间：女孩一般为10~18周岁，男孩一般为12~20周岁。

发育情况：生殖系统发育迅速，体格增长快，身高增长明显，第二性征显现，心理和生理变化明显。

健康影响因素：生长旺盛带来痤疮、第二性征发育异常等疾病。

第二节　儿童生理与病理特征

儿童生理与病理特征

与成年人的身体状况不同，儿童的生长发育有着自身独有的生理与病理特征，而且年龄越小，变化越显著。因此，对于儿童生长发育、疾病防治要从他们自身的情况出发，不能简单地以成年人的生理、病理标准看待。

生理特征

● （1）脏腑娇嫩，形气未充

● 释义　儿童的五脏六腑稚嫩柔弱而不成熟，四肢百骸、肌肉筋骨、精血津液等形体结构以及肺气、脾气等机体的各种生理功能相对不足，以肺、脾、肾的不足最为突出。

● 特点　稚阴稚阳，即机体柔嫩、经脉未盛、气血未充、神气怯懦、脾胃薄弱、肾气未满、精气未足、筋骨未坚，阴长而阳充，互相生长。

● （2）生机旺盛，发育迅速

● 释义　儿童在发育过程中，无论是体格、智力，还是脏腑功能，均不断趋向完善与成熟，年龄越小，生长发育的速度越快，如旭日初升，草木方萌，蒸蒸日上，欣欣向荣。

● 特点　纯阳，即正常儿童是"阳常有余，阴常不足"的盛阳之体，生机旺盛，蓬勃发展，对水谷精细物质的需求更为迫切。

病理特征

● （1）抵抗力低，极易发病

● 释义　由于儿童脏腑娇嫩，极易受邪气侵扰，易患病时邪气嚣张而壮热；因儿童神气怯弱，故邪易深入，导致儿童患病后有病情变化迅速的特点，其寒热虚实容易相互转化或同时出现。

● 特点　易虚易实，易寒易热，即儿童一旦患病，邪气易实而正气易虚，同时由于"稚阴未长"，故易阳亢阴伤，表现出热的证候；由于"稚阳未充"，机体脆弱，尚易呈现阳虚衰脱的一面，从而表现出阴寒的证候。

● （2）精力充沛，容易恢复

● 释义　由于儿童生机勃勃、精力充沛，所以儿童患病虽有变化迅速、病情易转恶化的一面，但由于脏气清灵、反应敏捷的特点，加之病因单纯，又少七情之害、色欲之伤，因而在患病之后，如能恰当及时治疗和护理，病情易好转，身体容易较快康复。

● 特点　随拨随应，即身体较易恢复健康。

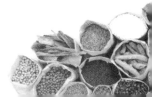

图解儿童经络按摩刮痧小常识

儿童的五脏六腑

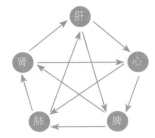

●五脏：心、脾、肺、肾、肝。
（箭头表示了五脏的生克关系）

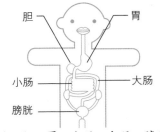

胆　胃

小肠　大肠

膀胱

●六腑：胆、胃、小肠、大肠、膀胱和三焦。

六腑主要负责对食物的消化、吸收、输送和排泄。

第三节　中医诊断儿科疾病

▶▶ 中医四诊观察孩子

望、闻、问、切四诊是中医诊察疾病的主要方法，儿科疾病的诊断也是根据四诊合参的病史资料进行分析，诊断为某一性质的证候的过程。同时，由于小儿自身的生理和病理特征，其四诊的具体方法又与成年人的不同。

望

▶▶（1）望颜面

面部颜色是脏腑气血盛衰的外部表现，小儿面色以红润而有光泽为正常，枯槁无华为不良。中医望诊主要以五色主病，即赤、青、黄、白、黑。

赤色

▶ 病因

多主热证，气血得热则行，热盛则血脉充盈而红。

▶ 病证

外感风热：面红耳赤，咽痛。

阴虚内热：午后颧红。

赤色

青色

▶ 病因

多为寒证、痛证、瘀血和惊风。

▶ 病证

里寒腹痛：面色青白，愁眉苦脸。

惊风或癫痫：面青而晦暗，神昏抽搐。

青色

黄色

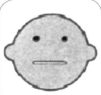

黄色

▶ 病因

多属体虚或脾胃湿滞。

▶ 病证

脾胃失调：面黄肌瘦，腹部膨胀。

肠寄生虫病：面黄无华，伴有白斑。

白色

▶ 病因

多为寒证、虚证，为气血不荣之候。

▶ 病证

肾病：面白且有水肿为阳虚水泛。

血虚：面白无华，唇色淡白。

白色

黑色

黑色

▶ **病因**

多为肾阳虚衰，水饮不化，阴寒内盛，血失温养，气血不盛。

▶ **病证**

水饮证：眼眶周围色黑。

 （2）察指纹

指纹是指小儿食指虎口内侧的桡侧面所显露的一条脉络，按指节可分为风关、气关、命关三部分。在光线充足的地方，一手捏住小儿食指，另一手的拇指桡侧从小儿食指段命关到风关，以适中的力推几下，指纹即显露。

正常

▶ 淡红略兼青，不浮不沉，隐现于风关之内。

辨证

▶ 浮沉分表里，红紫辨寒热，三关测轻重。

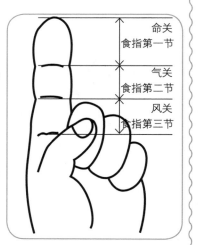

命关
食指第一节

气关
食指第二节

风关
食指第三节

◆ 浮沉分表里

指纹浮而易现者→主表证

指纹沉而不现者→主里证

◆ 红紫辨寒热

指纹鲜红 → 主风寒证

指纹色紫 → 主热证

指纹深红 → 肠胃湿热

指纹黯紫 → 邪热郁滞

◆ 三关测轻重

现于风关 → 多邪浅病轻而易治

达于气关 → 病情稍重邪已深入

达于命关 → 病情加重

达于指尖 → 若非一向如此，则病情危重

▶ （3）望五官

中医认为，人体内的五脏与外在的五官有着密切的关系，脏腑的病变往往反映在五官的变化上。因此，察看五官可以找到脏腑病变的痕迹。

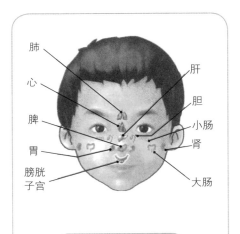

五官与脏腑的关系

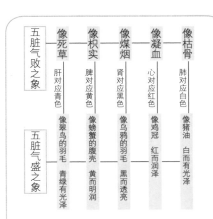

五脏荣枯在面色上的表现

眼睛

目为肝之窍。

▶ 观察部位

眼神、眼睑、眼球、瞳孔、巩膜、结膜。

正常：目光有神，光亮灵活，提示肝肾气血充盈。

▶ 病证

惊风：两目呆滞或直视上窜。

病危：瞳孔缩小或不等或散大或无反应。

舌头

舌为心之苗。

▶ 观察部位

舌体、舌质、舌苔。

正常：舌体淡红润泽，活动自如，舌苔薄白而干湿适中。

▶ 病证

气血虚亏：舌质淡白。

气滞血瘀：舌质发紫。

邪入营血：舌质红绛。

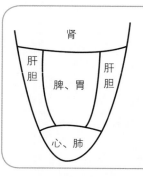

◆ 舌头与人体脏腑经络关系密切。舌体是全舌的肌肉脉络组织。中医认为舌体有赖于气血的濡养和津液的滋润，舌体的形态、颜色与气血的盈亏、运行状态有关系。

嘴

脾开窍于口。

▶ 观察部位

口唇、牙齿、齿龈、口腔黏膜、咽喉。

正常：唇色淡红润泽，齿龈坚固，口中黏膜平滑。

▶ 病证

血瘀：唇色青紫。

胃火上冲：齿龈红肿。

鹅口疮：满口白屑。

麻疹早期：两颊黏膜有白色小点，周围有红晕。

鼻子

肺开窍于鼻。

▶ 观察部位

有无分泌物，分泌物的性状，鼻子的外观。

正常：鼻外观、呼吸正常，无鼻涕外流，鼻孔湿润。

▶ 病证

感冒：鼻塞流清涕，为外感风寒引起的感冒；鼻流黄浊涕，为外感风热引起的感冒。

肺热：鼻孔干燥。

耳朵

耳为肾之窍。

▶ 观察部位

耳朵的外形，耳内有无分泌物。

正常：耳郭丰厚、颜色红润即为先天肾气充足。

▶ 病证

腮腺炎：以耳垂为中心的周缘弥漫性肿胀。

中耳炎：耳内疼痛流脓。

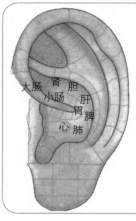

大肠 肾 胆
小肠 肝 胃
心 肺 脾

◆ 耳朵与脏腑关系密切。耳朵位于头部两侧，司听觉，主平衡。全身各大脉络皆汇于耳，使耳与全身各部及脏腑发生密切关系。

▶ （4）察二便

儿童大小便的变化对疾病诊断有一定意义，尤其是腹泻的患儿前来就诊时，家长要带一份新鲜的大便做检查。此外，若发现小便不正常，就需检查晨尿。

大便

▶ **正常**

颜色黄而干湿适中。新生儿及幼婴的大便较稀薄。

▶ **内伤乳食**　大便稀溏，夹有乳凝块或食物残渣。

▶ **内有实热**　大便秘结。

▶ **细菌性痢疾**　大便有赤白黏冻。

小便

▶ **正常**

尿色多清白或微黄。

▶ **疳证**

小便混浊如米泔水，为饮食失调，脾胃虚寒，消化不佳。

▶ **黄疸**

小便色深黄，多为湿热内蕴。

闻

▶ （1）听声音

闻诊指医生运用听觉和嗅觉诊察病情的方法。

听声音包括听儿童的啼哭声、呼吸声、咳嗽声、语言、心律等。

▶ 正常：哭声洪亮而长，并有泪液。

▶ 正常：呼吸均匀，节奏适中，无杂音，无阻碍。

▶ 正常：有无痰声，痰是否咳出。

▶ 正常：语言声息清晰响亮。

▶ 正常：3岁以下正常小儿的心率为每分钟100~140次。

▶ （2）嗅气味

嗅气味包括通过嗅觉辨析口气、呕吐物和大便的气味等。

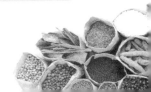

口●气
▶ 正常：无异味。

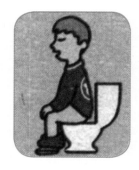

呕吐物
▶ 积食：呕吐酸腐夹杂不消化的食物。

大●便
▶ 伤食：大便酸臭而稀多。

【问】

　　由于儿童对自我的感受表达不是很清晰，同时不能全面了解自己的身体状况，因此家长需要观察孩子的发病、饮食、生活起居等情况，在医生询问时才能更有效地回答。

知寒热

▶ 父母通过触摸孩子而感知其寒热状况，如手足心热、头额热、授乳时口热等。

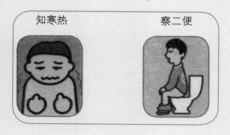

知寒热　　　　　　　　察二便

察二便

▶ 父母主要从孩子大小便的次数、形状（大便）、颜色以及量来判断孩子的身体状况。

观饮食

▶ 孩子的饮食情况可以反映其脾胃的盛衰，主要包括吃饭和喝水的情况，同时还有口唇的干湿状况。

看睡眠

▶ 正常孩子的睡眠以安静为佳，年龄越小，睡眠时间越长。睡时盗汗、磨牙、惊厥、嗜睡都是身体不正常的反应。

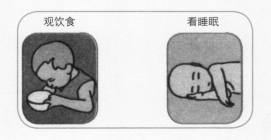

观饮食　　　　　　　看睡眠

切

切诊主要指通过在孩子身体的某些部位按触，以了解孩子的疾病状况，主要包括脉诊和按诊两个方面。

脉诊

▶ 一般3岁以下的小儿以看指纹代替脉诊，3岁以后才采用脉诊。

对小儿一般采用"一指定三关"的切脉方法，即用一个拇指或食指切按小儿寸口的寸、关、尺三部脉的方法。正常小儿脉象平和，与成年人相比软而速。

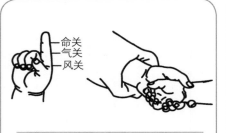

● 对小儿一般采用"一指定三关"的切脉方法，即用一个拇指或食指面切按寸、关、尺。

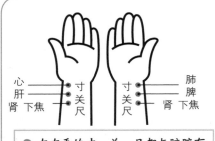

● 左右手的寸、关、尺都与脏腑有着密切的关系。

按诊

▶ 按诊主要是用手指触摸或者按压孩子的某些部位，以了解疾病的部位、性质和病情轻重，包括触摸、按压或叩打检查皮肤、淋巴结、头颈部、腹部、四肢以及其他部位。

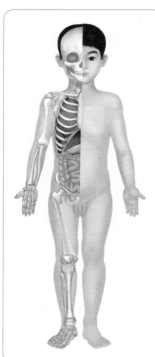

● 皮肤：了解皮肤的寒、热、汗情况。

● 淋巴结：了解质地、形状以及是否肿大。

● 头部：检查囟门的闭合、凹陷或隆起等。

● 胸肋部：检查胸骨、脊柱以及肋骨的形状。

● 腹部：检查腹部有无疼痛，有无隆起。

● 四肢：检查四肢以及脊柱的温度，有无畸形以及有无关节肿胀等情况。

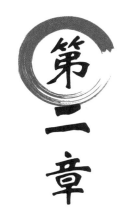

第二章 儿童身体的重要穴位

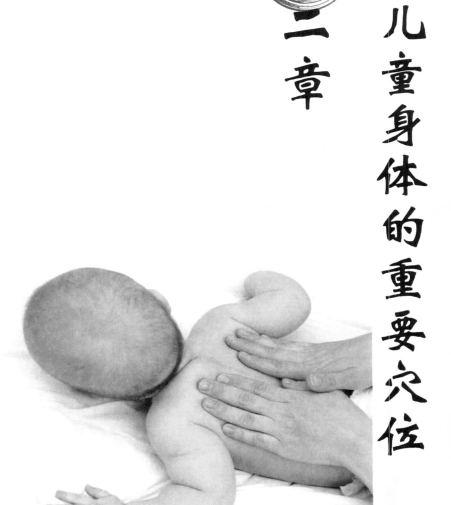

第一节　头、颈部特效穴位

开天门（攒竹）——让元气自由出入

▶ **定位**：两眉中间至前发际成一直线，即额头的正中线。

▶ **手法操作**：用双手拇指自下而上交替直推，称为开天门（图①）。

▶ **功效主治**：疏风解表，醒脑止痛，镇静安神。常用于小儿外感发热、头痛、精神不振、惊悸不安等病证。

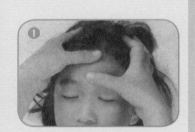

天门为什么又叫攒竹

攒，聚集也；竹，山林之竹也。"攒竹"意为膀胱经湿冷水气由此吸热上行。本穴物质为睛明穴上传而来的水湿之气，因其性寒而为吸热上行，与睛明穴内提供的水湿之气相比，由本穴上行的水湿之气量小，如同捆扎聚集的竹竿小头一般（小头为上部，为去部；大头为下部，为来部），故名攒竹。

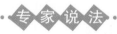

　　"开"字含有开启或打开的意思。在中医传统理论里，天门是神出入的门户，打开天门，就可以让自己的元神自由出入，也可把天地之元气源源不断地收入，以滋补元神。

　　天门穴有安神镇惊的作用，当父母给孩子推这个穴位时，孩子会感觉特别舒服，推一会儿，孩子就会安静下来，甚至睡着了。这个穴位还可以配合其他穴位治疗孩子的外感发热、头痛、精神萎靡等症。

推坎宫——守护孩子眼睛的卫士

▶ 定位：自眉头起，沿眉毛向眉梢成一横线。

▶ 手法操作：

用双手拇指自眉心向眉梢做分推，这种操作称为推坎宫（图②、图③）。

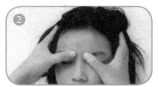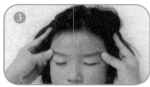

▶ 功效主治：疏风解表，醒脑明目，止痛。多用于外感发热、惊风、头痛、目赤痛。

专家说法

父母平时腾出一点儿时间，每天晚饭前给孩子推推坎宫，可以有效预防眼部疾病。

父母将两手拇指分别放在孩子的两眉头上，然后沿着眉毛向眉梢做分推，推的速度要慢，用力要适中。在春季干燥的时候，要是发现孩子的眼睛发红，就可以给他推坎宫，辅助治疗。

推坎宫还可以配合大椎、风府、风池等穴位，治疗孩子的外感发热、惊风、头痛等病证。

运太阳——改善感冒很有效

▶ 定位：眉毛末端与眼睛末端的连线中点向后1指宽的凹陷处。

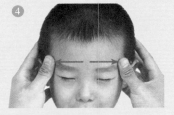

▶ 手法操作：用两手拇指推运，称运太阳。向眼睛的方向推运为补，向耳朵的方向推运为泻（图④）。

▶ 功效主治：疏风解表，清热，明目。多用于感冒、头痛、惊风等。

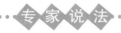

由于孩子脏腑娇嫩，肌肤柔嫩，所以一不小心就会感冒。孩子一旦感冒了，父母就可以为其运太阳，会对病情有所缓解。建议父母在孩子没有感冒时也经常为其做做运太阳的按摩，有很不错的预防感冒的作用。

耳后高骨——孩子头痛的克星

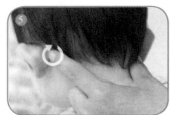

▶ 定位：耳后入发际高骨下的凹陷中。

▶ 手法操作：用双手拇指或者中指端按揉，称为揉耳后高骨（图⑤）。

▶ 功效主治：疏风解表，安神除烦。多用于感冒头痛、惊风、烦躁不安。

推天柱——孩子呕吐不用慌

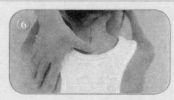

▶ 定位：颈后发际正中至大椎穴成一直线。

▶ 手法操作：用拇指或者食、中指自上而下直推（图⑥）。

▶ 功效主治：祛风散寒，降逆止呕。用于呕吐、恶心、外感发热及咽痛等。

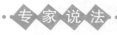

因为孩子的胃部很浅，所以很容易呕吐；婴儿多半都会因此而经常吐奶。通过推天柱，其呕吐就会有所缓解。但有的父母总觉得拿不准力度。推天柱应在手腕放松的状态下，从轻到重慢慢加力，至孩子皮肤微微发红即可。另外，如果孩子因爱吃油炸食物或因喝水少而嗓子疼的话，经常给孩子推天柱并且让孩子多喝水就能有所缓解。

第二节 腹、背部特效穴位

分推腹阴阳——缓解孩子腹痛问题

▶ 定位：在肋弓角边缘或自中脘至脐。

▶ 手法操作：沿肋弓角边缘或自中脘至脐向两旁分推，称为推腹阴阳（图①）。

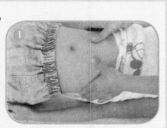

▶ 功效主治：健脾和胃，理气消食。用于治疗腹胀、消化不良、恶心、呕吐。

揉摩肚脐——有效改善孩子便秘

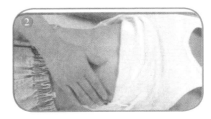

▶ 定位：小腹肚脐处。

▶ 手法操作：用中指端或手掌揉，称揉脐；用指或掌摩，称摩脐；用拇指和食指、中指抓住肚脐抖揉，也称揉脐（图②）。

▶ 功效主治：温阳散寒，补益气血，健脾和胃，消食导滞。用于治疗孩子腹胀、腹痛、积食、肠鸣、吐泻、便秘等。

揉丹田——缓解孩子腹痛问题

▶ 定位：在脐下2~3寸*。

▶ 手法操作：用手指或者手掌轻揉即可（图③）。

▶ 功效主治：培肾固本，温补下元。主要治疗孩子腹痛、腹泻、遗尿、脱肛等。

---

* 寸指中医"同身寸"。"同身寸"中的"1寸"在不同的人身体上都是不同长短的，较高的人"1寸"要比较矮的人的"1寸"要长，这是由身体比例决定的。简单标准：将食指、中指、无名指和小指四指并拢，以中指中节横纹处为准，四指横量作为3寸，食指与中指并拢为1.5寸。

推七节骨——改善孩子便秘、腹泻、痢疾等

▶ 定位：第四腰椎至尾椎骨端成一直线。

▶ 手法操作：用拇指桡侧面或食、中指指面自下而上直推，称为上推七节骨，自上而下称为下推七节骨（图④）。

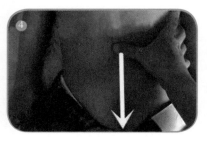

▶ 功效主治：上推温阳止泻，下推泻热通便。用于便秘、腹泻、痢疾等。

揉龟尾——让孩子排泄通畅

▶ 定位：尾椎骨端。

▶ 手法操作：用拇指端或中指端揉，称为揉龟尾（图⑤）。

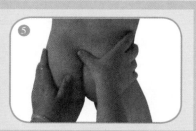

▶ 功效主治：调理大肠。用于便秘、脱肛、遗尿等。

华佗捏脊法——调节孩子肠胃功能

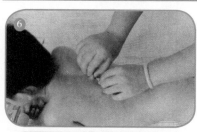

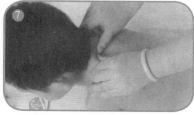

▶ 定位：后背正中线。

▶ 手法操作：自下而上捏脊，从臀裂至颈部大椎穴，每次捏3～5遍，以皮肤微微发红为度。在捏最后一遍时，最好每捏三下就向上提一次，以加大刺激。注意，要沿着直线捏，不要歪着捏（图⑥、图⑦）。

▶ 功效主治：调节孩子脏腑的生理功能，尤其是对肠胃调节有好处。

图解儿童经络按摩刮痧小常识

第三节　上肢特效穴位

推脾经——强身治病的关键

▶ **定位**：在拇指末节螺纹面。

▶ **手法操作**：在孩子的拇指面，顺时针方向旋转推动，或将拇指伸直由指端向指根方向直线推动为补，反之为泻。两者统称推脾经（图①）。

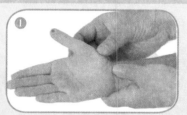

▶ **功效主治**：补法健脾胃，补气血；泻法清热利湿。用于孩子消化不良、痢疾、疳积、便血及儿童隐疹不透等。

推肝经——缓解孩子烦躁的好帮手

▶ **定位**：食指末节螺纹面。

▶ **手法操作**：在孩子的食指面以顺时针方向旋转推动，或由指端向指根方向直线推动为补，反之为泻。两者统称推肝经（图②）。

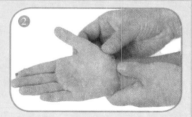

▶ **功效主治**：平肝泻火，解郁除烦。多用于孩子抽搐、烦躁不安等。

推心经——安神、补气血

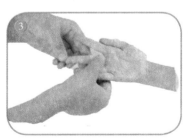

▶ **定位**：中指末节螺纹面。

▶ **手法操作**：在孩子的中指面顺时针方向旋推，或由指端向指根方向直线推动为补，反之为泻。两者统称推心经。建议多用泻法而少用补法，以免动心火（图③）。

▶ **功效主治**：泻以清热安神，退心火。用于高热头晕、口舌生疮、小便赤涩等。补以补益心血。用于心血不足、心气虚等。

推肺经——保健、治病一举两得

▶ 定位：无名指末节螺纹面。

▶ 手法操作：在孩子的无名指指面顺时针方向旋推，或由指端向指根方向直线推动为补，反之为泻。两者统称推肺经（图④）。

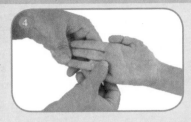

▶ 功效主治：补法可以补益肺气；泻法能宣肺清热，疏风解表，化痰止咳。用于感冒、咳嗽、气喘、发热等。

推肾经——先天不足后天补

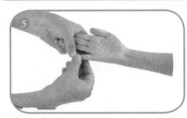

▶ 定位：小指末节的螺纹面。

▶ 手法操作：在孩子的小指面顺时针方向旋推，或让孩子伸直小指，由指端向指根方向直线推动为补，反之为泻。两者统称推肾经（图⑤）。

▶ 功效主治：补法可以补肾益脑，泻法能清利下焦湿热。用于腹泻、小便量少、次数多等。

推大肠经——保健、治病一举两得

▶ 定位：食指外侧缘，自食指尖至虎口成一直线。

▶ 手法操作：从食指尖直推向虎口为补法，称为补大肠（图⑥）；反之为泻法，称为清大肠（图⑦）。

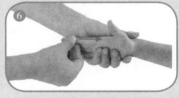
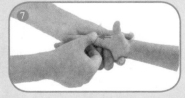

▶ 功效主治：补法可以止泻，泻法可以清利大肠，除湿热。用于腹泻、脱肛、便秘、痢疾。

推小肠经——宁心安神的重要经络

▶ 定位：小指外侧缘，自指尖至指根成一直线。

▶ 手法操作：从小指外侧缘处指尖直推向指根为补法，称补小肠（图⑧）；反之则为泻，称泻小肠（图⑨）。

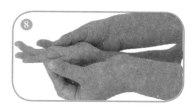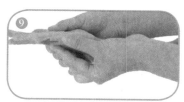

▶ 功效主治：补法可以温补下焦，收敛止遗；泻法可以清利下焦湿热。多用于心火亢盛下移小肠而致的小便短赤不利、尿闭或小肠火衰致下焦虚寒型的多尿、遗尿等。

推胃经——提升孩子食欲，帮助消化

▶ 定位：拇指掌侧第一节。

▶ 手法操作：沿拇指掌侧第一节向手掌方向直线推动为补；由指根向指端方向直线推动为泻。两者统称推胃经（图⑩）。

▶ 功效主治：补法可健脾胃、助消化；泻法可以和胃降逆、清胃火。用于治疗孩子食欲缺乏、恶呕嗳气、烦渴善饥等。

掐四横纹——轻松改善孩子积食

▶ 定位：在掌面，食指、中指、无名指、小指的掌指关节横纹处（图⑩）。

▶ 手法操作：用拇指甲掐，称为掐四横纹。

▶ 功效主治：消胀，散结。主要用于脾胃热结、口唇溃烂及腹胀等。

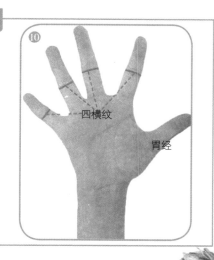

⑩

四横纹

胃经

推板门（大鱼际）——孩子吃饭香

▶ 定位：手掌大鱼际的平面。

▶ 手法操作：多用揉法或推法。用指端揉，称揉板门或运板门，这种手法可以通上下之气。用推法自指根推向腕横纹，称为板门推向横纹，可以止泻；反之称横纹推向板门，可以止呕吐（图⑪）。

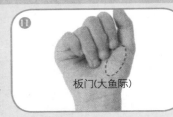

板门（大鱼际）

▶ 功效主治：消食导滞，健脾胃。多用于儿童积食、腹胀、呕吐、腹泻等。

运内八卦——巧运八卦理脾肺

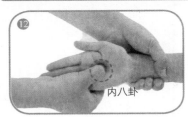

内八卦

▶ 定位：在手掌面，以掌心为圆心，从圆心至中指根横纹约2/3处为半径所形成的圆周。

▶ 手法操作：用运法，顺时针方向推运，称为顺运内八卦（图⑫）。

▶ 功效主治：导滞消食，化痰顺气。主要用于咳嗽、胸闷、腹胀、呕吐及食欲缺乏等。

掐二扇门——快速清火退热

▶ 定位：中指指根两侧凹陷的指蹼缘，赤白肉下半寸处。

▶ 手法操作：用拇、食二指甲掐，为掐二扇门。用拇、食二指端揉，为揉二扇门。揉法要稍用力，速度宜快（图⑬）。

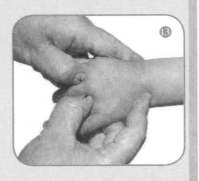

▶ 功效主治：发汗，退热。多用于外感风寒。

掐外劳宫——发寒解表

▶ **定位**：在手背中心即手背与内劳宫的相对处。

▶ **手法操作**：用揉法称揉外劳宫，用掐法称掐外劳宫（图⑭）。

▶ **功效主治**：温阳散寒，升阳举陷，发汗解表。用于治疗孩子感冒、痢疾、遗尿、腹泻等。

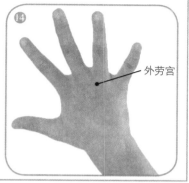

⑭

外劳宫

推三关——温阳散寒的好方法

▶ **定位**：前臂靠拇指一侧，从肘部（曲池穴）至手腕根部，成一直线。

▶ **手法操作**：用拇指或食指、中指面自腕部推向肘部，称为推三关。从拇指外侧端推向肘部称为大推三关（图⑮）。

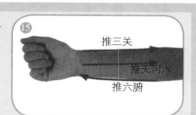

⑮

推三关

推天河水

推六腑

▶ **功效主治**：补虚散寒。主要用于气血虚弱、四肢发寒、腹痛腹泻、疹子透出不畅及感冒等一切虚寒病证。

推天河水——清热泻火

▶ **定位**：前臂正中，总筋至肘弯成一直线。

▶ **手法操作**：用食指、中指面自腕部推向肘部，称为推天河水（图⑮）。

▶ **功效主治**：清热泻火。主要用于治疗热性病证，比如感冒发热、内热、惊风等一切热证。

推六腑——迅速击退高热和惊风

▶ **定位**：在前臂的内侧面，从腕根部至肘部成一直线。

▶ **手法操作**：用拇指或食指、中指面自肘部推向腕，称为推六腑（图⑮）。

▶ **功效主治**：清热解毒、凉血。主要用于高热、惊风、口疮、面肿、咽痛、便秘等一切实热病证。

第四节　五个手指对应孩子的五大重要经络

"小儿百脉，汇于两掌"，孩子五指上的经络通过不同的排列组合，再配以最合适的按摩手法和力度，就能发挥出令人惊叹的魔力。这看似简单的组合，蕴含着的却是儿童经络的奥秘。

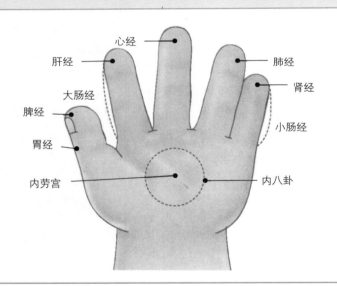

心经　肝经　肺经　肾经　大肠经　脾经　小肠经　胃经　内劳宫　内八卦

● 拇指

从中医的角度来讲，拇指对应孩子的脾经，如果孩子总是消瘦或不爱吃饭，则可能存在脾胃问题，影响孩子身体健康，父母平时可以经常给孩子推拇指，即通过按摩脾经来治疗这些病证。

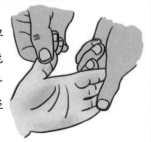

● 食指

食指对应的是孩子的肝经，肝负责血气。一般情况下，肝阴、肝血虚的孩子很容易盗汗和抽筋。父母平时如果经常给孩子推推食指面，即按摩肝经，对盗汗和抽筋有一定的治疗效果。

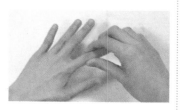

● 中指

从中医的角度来讲，中指对应的是孩子的心经，如果孩子老是心神不安、一惊一乍或爱出虚汗，则属于心气虚表现；若孩子总是烦躁不安或小便少、颜色重，则属于心热。以上各病证都应该从心治，推孩子的中指面，即按摩心经，对孩子的这些病证都有很好的疗效。

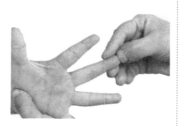

● 无名指

孩子的无名指对应的是肺经。如果孩子的声音很弱，说话总是没底气，那就表明他的肺部不是很健康，属于肺气虚的表现。如果孩子总是清嗓或者嗓音经常变得嘶哑，则表示肺里有痰；如果孩子浑身总无故发痒，则说明肺燥。父母可以经常给孩子推无名指面，来治疗以上病证。

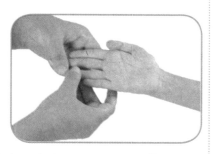

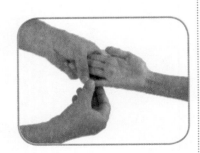

● 小指

　　小指对应的是孩子的肾经，如果孩子在骨头、牙齿、耳朵这三个部位有什么不适或异常症状的话，都与肾有一定的关系。对于这些部位有不适或异常症状的孩子，父母可以在平时经常推推孩子的小指面，即通过按摩肾经来缓解以上不适。

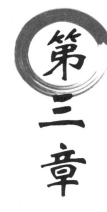

第三章

经络按摩刮痧治疗儿童常见病

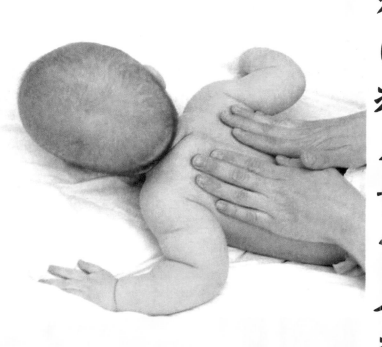

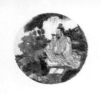

头 痛

头脑清爽，心情好

引起孩子头痛的原因有很多，饮食不当、天气变化、疲劳甚至烦恼等都容易引起孩子头痛。针对不同的发病原因，家长对孩子的治疗方式也有所不同。

取穴刮痧与刮拭流程

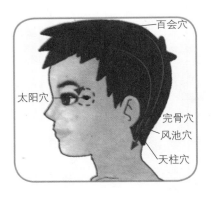

百会穴

太阳穴

完骨穴
风池穴
天柱穴

◆ 1. 若你的孩子为偏头痛，则从太阳穴开始刮拭；头顶痛则按照从百会穴到风池穴的顺序刮拭；后脑痛则是刮拭完骨穴、天柱穴一带。

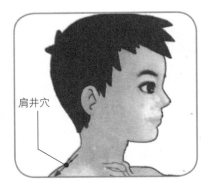

肩井穴

◆ 2. 刮拭肩部，从头侧至肩井穴一带。

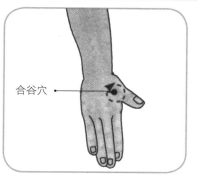

合谷穴

◆ 3. 用平面按揉法按揉合谷穴，合谷穴在当拇指和食指伸张时，第一、二掌骨的中点，稍微偏向第二掌骨处。

刮痧方法

时间	运板	次数
10～15分钟	面刮法	每个部位20～
	平面按揉法	30次

饮食配方

1. 川芎10克，白芷10克，煎服或研末吹鼻。
2. 薄荷液：将干燥的薄荷叶放入热水中，煮3分钟，口服。

取穴按摩与按摩步骤

精准取穴

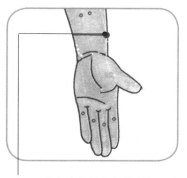

列缺穴在桡骨茎突的上方，腕横纹上1.5寸处。

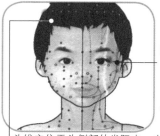

太阳穴在颞部，眉梢与目外眦之间，向后约1横指（中指）凹陷处。

头维穴位于头侧部的发际中，在发际点向上1指宽处，嘴动时该处肌肉也会动（额角发际上0.5寸，头正中线旁开4.5寸）。

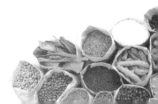

按摩步骤

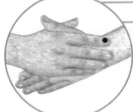

1

按摩穴位：列缺

按摩手法：食指揉法

按摩时间：1~3分钟

按摩力度：适度

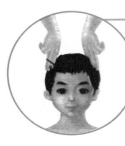

2

按摩穴位：头维

按摩手法：食指揉法

按摩时间：1~3分钟

按摩力度：适度

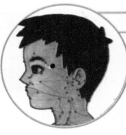

3

按摩穴位：太阳

按摩手法：拇指压法

按摩时间：1~3分钟

按摩力度：适度

饮食宜忌

忌食：巧克力、咖啡、柑橘。

宜食：鲜鱼、杏仁、动物肝脏。

感 冒
速效治疗，不吃苦药

感冒是小儿发病率相当高的疾病之一，四季常有。感冒多由流行病毒侵及肺部引起，主要表现为发热、鼻塞、流涕、咳嗽、头痛等症状，进而可能出现全身乏力、头晕目眩、呕吐泻痢、口黏苔腻等表现。

取穴刮痧与刮拭流程

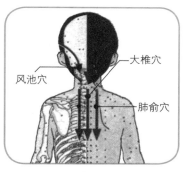

◆ 1. 用单角刮法刮拭风池穴，并用面刮法刮颈部大椎穴及肺俞穴。

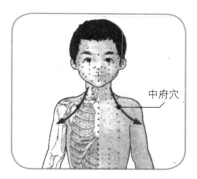

◆ 2. 用单角刮法由内而外刮前胸部中府穴。

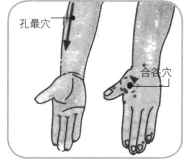

◆ 3. 用面刮法自上而下刮拭手臂孔最穴，划圈刮拭合谷穴。

刮痧方法

时间	运板	次数
10～15 分钟	单角刮法 面刮法	每个部位20～30次

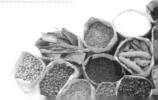

饮食配方

红糖蛋花汤：鸡蛋在碗中打匀，并将煮沸的红糖水倒入盛有鸡蛋的碗中。1岁以上的宝宝可再加一片生姜，祛寒暖胃，并利于消化吸收。

取穴按摩与按摩步骤

精准取穴

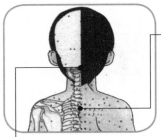

身柱穴在人体后背部的正中线上，第三胸椎棘突下凹陷处。

风府穴位于人体的后颈部，后发际正中直上1寸，枕外隆凸直下，两侧斜方肌之间凹陷处。

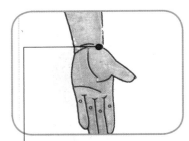

太渊穴在腕部，当手掌心朝上，拇指立起时，腕横纹的桡侧有大筋竖起，筋内侧凹陷处即为此穴。

按摩步骤

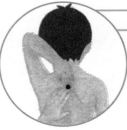

1

按摩穴位：身柱
按摩手法：中指折叠法
按摩时间：3~5分钟
按摩力度：重

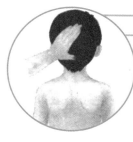

2

按摩穴位：风府
按摩手法：拇指压法
按摩时间：1～3分钟
按摩力度：重

3

按摩穴位：太渊
按摩手法：拇指压法
按摩时间：1～3分钟
按摩力度：适度

饮食宜忌

忌食：茶、冷饮、辛辣食物、蜂蜜。

宜食：番茄、酸奶、姜糖水。

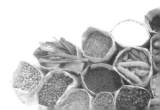

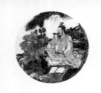

冻 疮
天寒地冻不受伤

　　儿童由于对寒冷的气候抵抗力弱，且皮肤娇嫩，因此在冬天易患冻疮，大多在春天天气转暖后才能痊愈。冻疮经常发于手、脚、面颊、耳等暴露在外的部位，初起为局限性蚕豆至指甲盖大小紫红色肿块或硬结，边缘鲜红，中央青紫，触之冰冷，压之褪色，去压后恢复较慢，自觉局部有肿胀、瘙痒感，遇热后更甚，严重者可有水疱，甚至破溃后形成溃疡，经久不愈。

取穴刮痧与刮拭流程

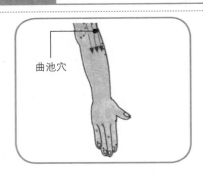

曲池穴

◆ 1. 用面刮法，在手臂从上往下刮拭曲池穴。

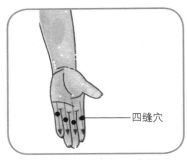

四缝穴

◆ 2. 用垂直按揉法按揉双手四缝穴。

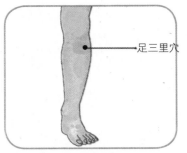

足三里穴

◆ 3. 用平面按揉法按揉下肢的足三里穴。

刮痧方法

时间	运板	次数
10~15分钟	面刮法	每个部位20~30次
	垂直按揉法	
	平面按揉法	

1. 当归枣：当归15克，红枣10克，山楂15克。将红枣泡发、洗净，与当归、山楂一起放入砂锅中，加水煮沸，改文火煮1小时即成，喝汤吃枣。

2. 萝卜方：将萝卜切厚片，煮熟后趁热贴敷患处，凉后更换。可连敷3~4天。

3. 生姜方：生姜剁碎后，将汁挤出，小火熬浓，每天将生姜液涂于患处。平时也可以用生姜片涂擦易患冻疮的部位，可以起到预防的作用。

取穴按摩与按摩步骤

精准取穴

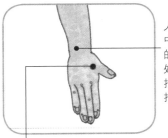

阳池穴在人体腕背横纹中，指伸肌腱的尺侧缘凹陷处，前对中指和无名指的指缝。

合谷穴在当拇指和食指伸张时，第一、二掌骨的中点，稍微偏向第二掌骨处。

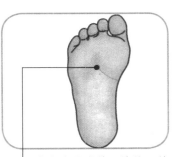

涌泉穴在足掌的凹陷处，第二、三趾的趾缝纹头端和足跟连线的前1/3处。

按摩步骤

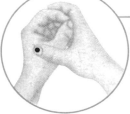

1

按摩穴位：合谷

按摩手法：拇指压法

按摩时间：1~3分钟

按摩力度：重

第三章　经络按摩刮痧治疗儿童常见病

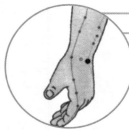

2

按摩穴位：阳池

按摩手法：拇指压法

按摩时间：1～3分钟

按摩力度：重

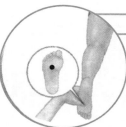

3

按摩穴位：涌泉

按摩手法：拇指压法

按摩时间：1～3分钟

按摩力度：重

注 意 事 项

　　父母每天用温水敷孩子易患冻疮的耳朵、双手、双脚等部位20分钟。温水中加少量啤酒，可以有效地预防冻疮。这是因为啤酒中含有的维生素B_1、维生素B_6，有抗神经炎、皮炎和促进肌肉生长的功效。

流鼻血

快速止血的神奇穴位

流鼻血是小孩经常发生的事情。由于小孩鼻子内部黏膜较娇嫩，且毛细血管丰富，所以一旦遇到意外碰撞或者自己抠、挖鼻孔，都很容易引起流鼻血的情况。民间有很多迅速止鼻血的偏方，家长可以多记几个，然后根据情况给孩子止血。同时，孩子流鼻血也有可能是鼻子过敏、鼻腔肿瘤、鼻息肉、急性白血病等疾病的症状，家长要格外注意，尽早带孩子去医院观察治疗。

取穴刮痧与刮拭流程

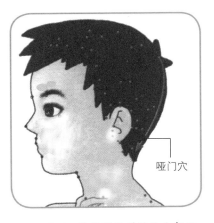

哑门穴

◆ 1. 用角刮法刮拭后头部哑门穴。

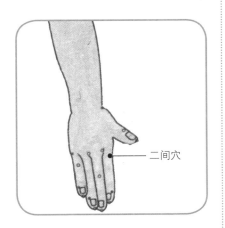

二间穴

◆ 2. 刮拭揉食指第二掌指前的二间穴。

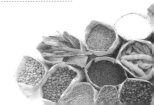

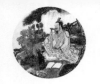

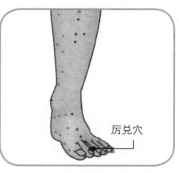

厉兑穴

◆ 3. 用角刮法刮拭足部第二指甲外侧厉兑穴。

刮痧方法

时间	运板	次数
10～15分钟	角刮法	每个部位10～20次

饮食配方

　　藕节9克，艾叶6～9克，侧柏叶9克，生地9克。年龄较小的孩子减量。加水没过药材表面，开锅后用文火煮15分钟左右，然后把汤盛出，分两份，早晚服用，一般3～5天可有效缓解。

取穴按摩与按摩步骤

精准取穴

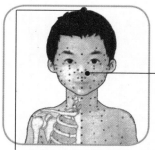

迎香穴在鼻翼外缘中点旁，当鼻唇沟中。

百会穴位于人体头部，在头顶正中线与两耳尖端连线的交点处。

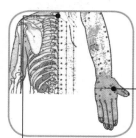

合谷穴在当拇指和食指伸张时，第一、二掌骨的中点，稍微偏向第二掌骨处。

大椎穴位于人体背部正中线上，第七颈椎棘突下凹陷中。

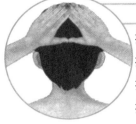

1

按摩穴位：百会

按摩手法：二指压法

按摩时间：1～3分钟

按摩力度：轻

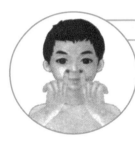

2

按摩穴位：迎香

按摩手法：食指压法

按摩时间：1～3分钟

按摩力度：适度

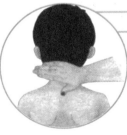

3

按摩穴位：大椎

按摩手法：拇指压法

按摩时间：1～3分钟

按摩力度：轻

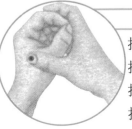

4

按摩穴位：合谷

按摩手法：拇指压法

按摩时间：1～3分钟

按摩力度：重

第三章　经络按摩刮痧治疗儿童常见病

咳 嗽

三分治七分养

咳嗽是呼吸道系统疾病中儿童常会出现的病症之一，冬春季节较为常见。当呼吸道黏膜有炎症，受到异物、分泌物或过敏性因素等刺激时，会反射性地引起咳嗽。外寒入侵引起急性咳嗽时，若不及时治疗，有可能会转为长期咳嗽，病情加重，并可能引发哮喘。

取穴刮痧与刮拭流程

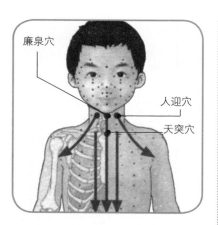

◆ 1. 用面刮法刮拭颈部廉泉穴、天突穴、人迎穴。

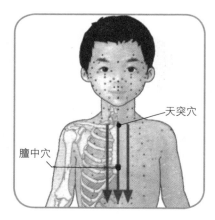

◆ 2. 用面刮法从前胸由天突穴至膻中穴自上而下刮拭。

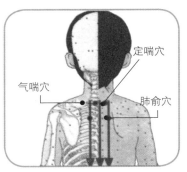

时间	运板	次数
20～30分钟	面刮法	每个部位20～30次

◆ 3. 用面刮法自上而下刮拭脊椎定喘穴、肺俞穴和气喘穴。

饮食配方

　　山药粥：把山药去皮，切成小块放入食品粉碎机内，再加入半碗水，将山药加工成稀糊状，然后倒入锅中同米一起煮，同时要不停地搅动，煮开即可。

取穴按摩与按摩步骤

精准取穴

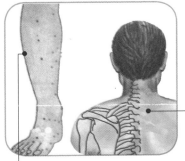

丰隆穴位于足外踝上8寸（大约在外膝眼与外踝尖的连线中点）处。

大杼穴在人体背部，第一胸椎棘突下，后正中线旁开1.5寸。

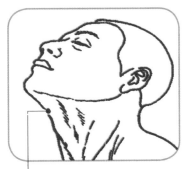

廉泉穴在人体的颈部，前正中线上，喉结上方，舌骨上缘凹陷处。

图解儿童经络按摩刮痧小常识

按摩步骤

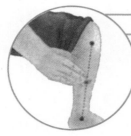

1

按摩穴位：丰隆

按摩手法：三指压法

按摩时间：1～3分钟

按摩力度：适度

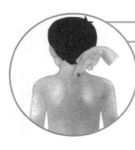

2

按摩穴位：大杼

按摩手法：中指折叠法

按摩时间：1～3分钟

按摩力度：适度

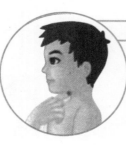

3

按摩穴位：廉泉

按摩手法：拇指压法

按摩时间：1～3分钟

按摩力度：适度或轻

饮食宜忌

忌食：羊肉、荔枝、桂圆、辣椒、蚕蛹。

宜食：柿子、西瓜、枇杷、荸荠、冬瓜。

腹　痛

多管齐下，保持肠道微生态平衡

孩子出现腹痛的原因很多，涉及的病种范围广，内科、外科都可导致腹痛，多是由腹部组织和腹腔脏器器质性病变或功能紊乱所致。腹痛的症状主要表现为腹部疼痛，并伴有初期的烦躁不安、面容痛苦、倦怠、呼吸加快，严重者会出现发热、呕吐的现象，可见于儿童任何年龄，不限季节。

取穴刮痧与刮拭流程

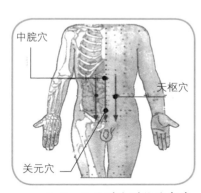

◆ 1. 用面刮法刮拭腹部中脘穴、天枢穴、关元穴。

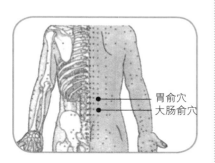

◆ 2. 用面刮法从上到下刮拭肾俞穴至大肠俞穴。

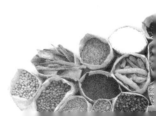

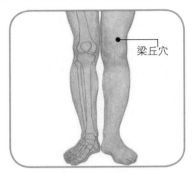

梁丘穴

◆ 3．用面刮法刮拭腿部梁丘穴。

刮痧方法

时间	运板	次数
10～15分钟	面刮法	每个部位20～30次

饮食配方

葱白粥：葱白5克，粳米50克。将粳米洗净后与葱白一同放入锅中，加适量清水煮成粥即可。本方具有调中和胃的作用，主治小儿受寒引起的腹痛。

取穴按摩与按摩步骤

精准取穴

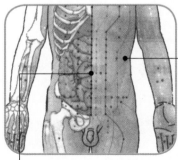

章门穴在人体的侧腹部，第十一肋游离端的下方。

神阙穴在人体的腹中部，肚脐中央。

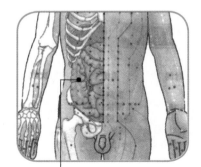

大横穴在人体的腹中部，距脐中4寸，左右各一。

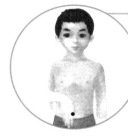

1

按摩穴位：神阙

按摩手法：全手压法

按摩时间：1～3分钟

按摩力度：轻

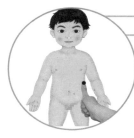

2

按摩穴位：章门

按摩手法：拇指压法

按摩时间：1～3分钟

按摩力度：轻

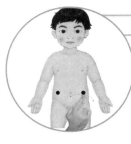

3

按摩穴位：大横

按摩手法：中指折叠法

按摩时间：1～3分钟

按摩力度：适度

饮食宜忌

忌食：芹菜、肥肉、各种油炸食品。

宜食：山药、莲子、炒薏苡仁。

腹 泻
温中止泻，疏调胃肠道

腹泻是一种常见症状，俗称"拉肚子"，是指排便次数明显超过平日习惯的频率，粪便稀薄，水分增加。主要是由饮食不当、脾胃不和等原因引起，有的患儿还会呕吐，严重的可能会脱水。根据病因分为感染性和非感染性两种，发病年龄多在2岁以下，其中1岁以内者约占半数。其夏秋季发病率最高，是我国儿童重点防治的四病之一。

取穴刮痧与刮拭流程

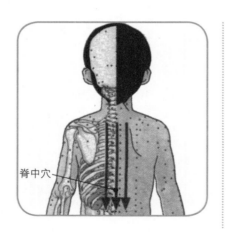

脊中穴

◆ 1. 用面刮法刮拭背脊部的脊中穴。

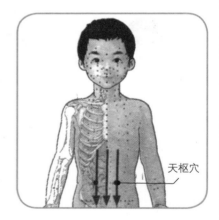

天枢穴

◆ 2. 用面刮法刮拭腹部的天枢穴。

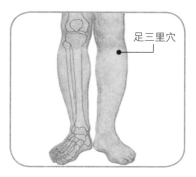

足三里穴

◆ 3. 用平面按揉法按揉小腿前方的足三里穴。

刮痧方法

时间	运板	次数
10～15 分钟	面刮法	每个部位20～30次
	平面按揉法	

饮食配方

芹菜汤：选用5根芹菜，连根洗净切成2～3厘米的段，倒入2杯水，收汁至一半即可，然后用纱布挤出芹菜汁喝。该方仅对于热性腹泻有效。

取穴按摩与按摩步骤

精准取穴

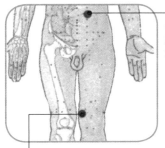

天枢穴在腹部，肚脐左右两侧3指宽处。

血海穴在大腿内侧，髌底内侧缘上2寸处，当股内侧肌隆起中点处。

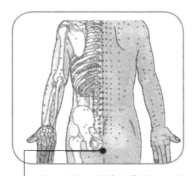

长强穴在人体的尾骨端下，当尾骨端与肛门连线的中点处。

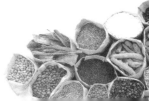

051

按摩步骤

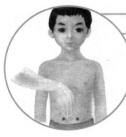

1

按摩穴位：天枢

按摩手法：三指压法

按摩时间：1～3分钟

按摩力度：适度

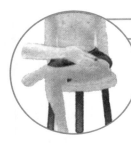

2

按摩穴位：血海

按摩手法：拇指压法

按摩时间：3～5分钟

按摩力度：适度

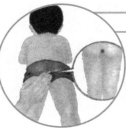

3

按摩穴位：长强

按摩手法：二指压法

按摩时间：1～3分钟

按摩力度：轻

饮 食 宜 忌

忌食：牛奶、豆类及豆制品、鸡蛋、肉类。

宜食：温开水、果汁、胡萝卜汤、苹果、藕粉。

腹 胀

化积消食，顺气顺心

腹胀是胃肠道内积存了过量的气体所致。当肠胃积气过多时，患儿可感到腹部不适，表现为嗳气、腹胀、肠鸣亢进，有时会腹痛。

取穴刮痧与刮拭流程

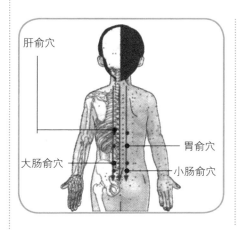

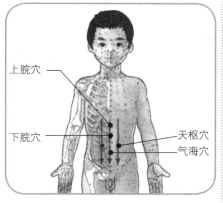

◆ 1. 用面刮法刮拭太阳经肝俞穴至胃俞穴段和大肠俞穴至小肠俞穴。

◆ 2. 用面刮法刮拭腹部上脘穴至下脘穴段；用同样方法刮拭气海穴、天枢穴。

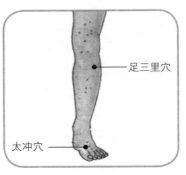

足三里穴

太冲穴

◆ 3. 用平面按揉法按揉足三里穴；用垂直按揉法按揉太冲穴。

刮痧方法

时间	运板	次数
10～15分钟	面刮法	每个部位20～30次
	平面按揉法	
	垂直按揉法	

饮食配方

葱白粥：葱白5克，粳米50克。将粳米洗净后与葱白一同放入锅中，加适量清水煮成粥即可。本方具有调中和胃的作用，主治小儿受寒引起的腹胀。

取穴按摩与按摩步骤

精准取穴

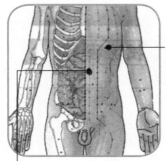

期门穴在人体的胸部，当乳头直下，第六肋间隙，前正中线旁开4寸。

商曲穴在人体的上腹部，脐上2寸，前正中线旁开0.5寸。

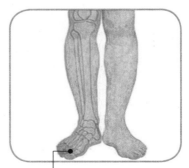

大敦穴在足大趾末节外侧，距趾甲角0.1寸处。

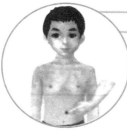

1

按摩穴位：商曲

按摩手法：食指压法

按摩时间：1～3分钟

按摩力度：轻

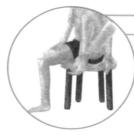

2

按摩穴位：大敦

按摩手法：拇指压法

按摩时间：3～5分钟

按摩力度：重

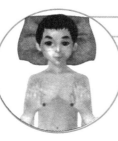

3

按摩穴位：期门

按摩手法：拇指压法

按摩时间：3～5分钟

按摩力度：轻

饮食宜忌

忌食：肥肉、油炸食品。

宜食：山药、莲子、炒薏苡仁。

消化不良

增强孩子胃动力，穴位来帮忙

消化不良多是由饮食不当引起的肠胃疾患，主要表现为大便每日5～6次，呈蛋花样或水样或夹杂未消化食物，黄色或黄绿色，或有白色小块，大便酸臭，不思饮食，腹满胀痛，可有低热、溢奶等现象发生。

取穴刮痧与刮拭流程

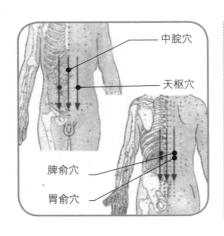

中脘穴

天枢穴

脾俞穴

胃俞穴

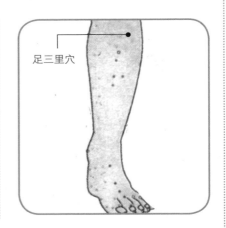

足三里穴

◆ 1. 用面刮法刮拭腹部中脘穴、天枢穴；用同样方法刮拭脊背部脾俞穴、胃俞穴。

◆ 2. 用平面按揉法按揉小腿前方足三里穴。

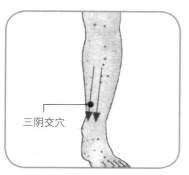

三阴交穴

◆ 3. 用平面按揉法按揉小腿内侧三阴交穴。

刮痧方法

时间	运板	次数
10~15分钟	面刮法 平面按揉法	每个部位30次

1. 山楂粥：山楂20克，粳米100克，白糖10克。先将山楂入砂锅煎煮，取浓汁去渣，然后加入粳米、白糖、水适量煮粥。佐食或当点心食用。不宜空腹食，7天为一疗程。

2. 胡萝卜水煎，加红糖同煎，适量食用可促进肠胃蠕动。

取穴按摩与按摩步骤

精准取穴

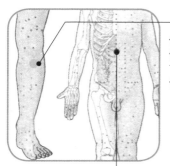

足三里穴位于小腿前外侧，犊鼻穴下3寸，距胫骨前嵴1横指（中指）处。

中脘穴在上腹部前正中线上，脐上4寸。

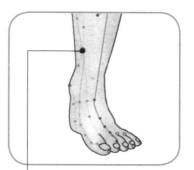

三阴交穴在人体小腿内侧，足内踝尖上3寸，即内踝上缘4指宽，踝尖正上方胫骨边缘凹陷处。

按摩步骤

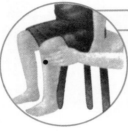

1

按摩穴位：足三里

按摩手法：中指折叠法

按摩时间：1～3分钟

按摩力度：重

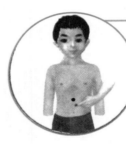

2

按摩穴位：中脘

按摩手法：中指折压法

按摩时间：1～3分钟

按摩力度：重

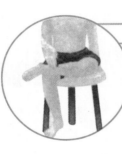

3

按摩穴位：三阴交

按摩手法：拇指压法

按摩时间：1～3分钟

按摩力度：适度

饮食宜忌

忌食：糯米、栗子、黄豆、蚕豆。

宜食：鸡内金、米油、酸奶。

便　秘
便便通畅，心情舒畅

　　便秘对儿童的生长发育影响较大，主要表现为大便几天不解或干燥难解，且伴有腹痛、腹胀等现象。小儿便秘可分为：①功能性便秘，多由进食过少、食物中纤维过少等饮食因素引起；②习惯性便秘，多由于经常控制排便而产生；③器质性病变所致的便秘，多为直肠或其他疾病所导致。

取穴刮痧与刮拭流程

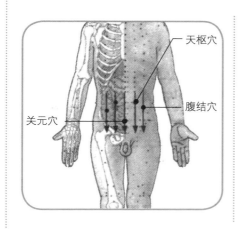

天枢穴

腹结穴

关元穴

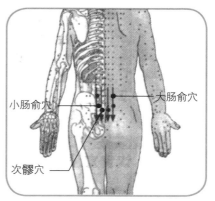

小肠俞穴

大肠俞穴

次髎穴

　◆ 1. 用面刮法从上到下，从内到外刮拭天枢穴、腹结穴、关元穴。

　◆ 2. 用面刮法刮拭脊椎大肠俞穴、小肠俞穴、次髎穴。

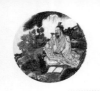
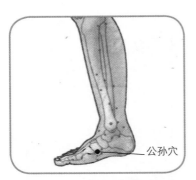

公孙穴

◆ 3. 用平面按揉法按揉足部公孙穴。

刮痧方法

时间	运板	次数
10~15分钟	面刮法	每个部位20~30次
	平面按揉法	

饮食配方

1.蜂蜜汁：蜂蜜30~60克，芝麻油10克，开水冲服，早晚各1次。

2.杏仁羹：杏仁10~20克，山药50克，核桃肉20克，蜂蜜适量。将前3味洗净后去皮，打碎和匀，加适量蜂蜜和水煮沸，频服。

取穴按摩与按摩步骤

精准取穴

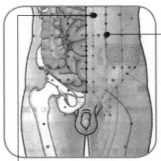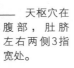

天枢穴在腹部，肚脐左右两侧3指宽处。

商曲穴在人体的上腹部，脐上2寸，前正中线旁开0.5寸。

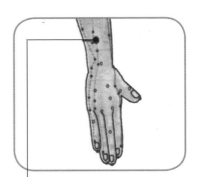

支沟穴位于人体的前臂背侧，腕背横纹上3寸，尺骨与桡骨之间。

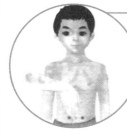

1

按摩穴位：天枢

按摩手法：三指压法

按摩时间：1～3分钟

按摩力度：适度

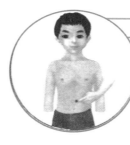

2

按摩穴位：商曲

按摩手法：中指折压法

按摩时间：1～3分钟

按摩力度：轻

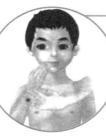

3

按摩穴位：支沟

按摩手法：中指折叠法

按摩时间：1～3分钟

按摩力度：重

饮食宜忌

忌食：肉类，辛辣、油腻食物。

宜食：蜂蜜、香蕉、苹果，含纤维素多的青菜。

第三章　经络按摩刮痧治疗儿童常见病

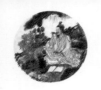
呕 吐
病因复杂，多方治疗

> 小儿呕吐的发病率较高，婴幼儿和儿童均可能发病，主要表现为婴幼儿吐奶、普通呕吐以及喷射性呕吐。小儿呕吐的发病原因非常复杂，咽喉、肠道、心脏系统受到阻塞、感染或者服药不慎都可能引发呕吐现象。轻者在呕吐后一般可自愈，但重者则可引起脾胃虚损、气血不足等后果。

取穴刮痧与刮拭流程

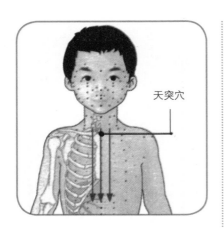

◆ 1. 用角刮法刮拭前颈下窝的天突穴。

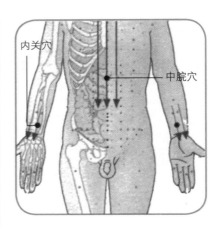

◆ 2. 用面刮法刮拭腹部的中脘穴；用同样方法从上到下刮拭前手臂阴面内关穴。

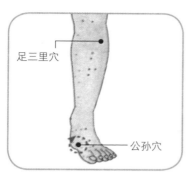

足三里穴

公孙穴

◆ 3. 用平面按揉法按揉小腿前方的足三里穴；用同样方法按揉足内侧的公孙穴。

刮痧方法

时间	运板	次数
10~15 分钟	角刮法	每个部位20~30次
	面刮法	
	平面按揉法	

饮食配方

姜糖茶：生姜、醋、红糖各适量。将生姜洗净切片，用醋浸腌24小时。每次取3片姜，加红糖适量，以沸水冲泡片刻，代茶饮。

取穴按摩与按摩步骤

精准取穴

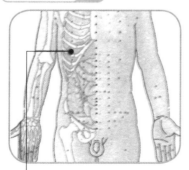

期门穴在人体的胸部，当乳头直下，第六肋间隙，前正中线旁开4寸。

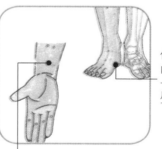

公孙穴位于人体足内侧缘，第一跖骨基底部的前下方。

内关穴在人体的前臂掌侧，从腕横纹往上大约3指宽的中央部位。

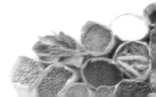

按摩步骤

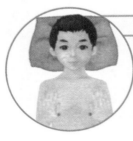

1

按摩穴位：期门

按摩手法：拇指压法

按摩时间：3～5分钟

按摩力度：轻

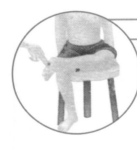

2

按摩穴位：公孙

按摩手法：拇指压法

按摩时间：1～3分钟

按摩力度：适度

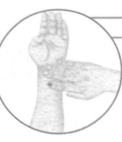

3

按摩穴位：内关

按摩手法：拇指压法

按摩时间：1～3分钟

按摩力度：重

饮食宜忌

忌食：油腻、生冷、油炸食品。

呃 逆
止呃降逆，让孩子不打嗝

　　小儿呃逆以喉间呃声连连、声短而频为主要表现，人的意识不能控制。此症持续发作或偶尔发作，现代医学称为膈肌痉挛，认为是某种刺激引起膈神经过度兴奋所致。小儿呃逆常常是由饮食不当引起胃中的连锁反应造成的。

取穴刮痧与刮拭流程

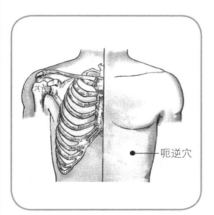

◆ 1. 用面刮法刮拭胸部乳头直下，第七、八肋之间的呃逆穴。

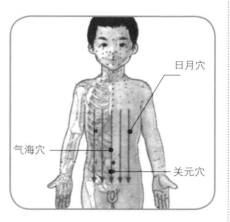

◆ 2. 用面刮法自上而下刮拭气海穴、关元穴和日月穴。

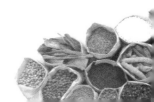

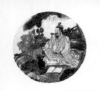

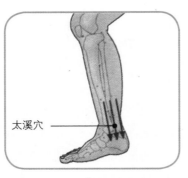

◆ 3 用平面按揉法按揉与内踝尖平齐的太溪穴。

太溪穴

刮痧方法

时间	运板	次数
10～15分钟	面刮法	每个部位20～30次
	平面按揉法	

饮食配方

雪梨汤：雪梨1个（约150克），红糖50克。将雪梨洗净，去核连皮切碎。锅置火上，放入清水、梨，用文火煎沸30分钟，捞出梨块不用，加入红糖稍煮，至糖全部溶化即可饮用。汤酸甜可口，略黏稠不涩。可每晚饮用，一般短时即可见效。

取穴按摩与按摩步骤

精准取穴

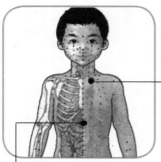

俞府穴位于人体胸部，当锁骨下缘，前正中线旁开2寸处。

上脘穴在人体上腹部，前正中线上，当脐中上5寸。

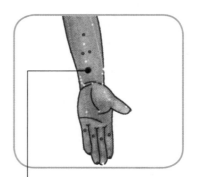

内关穴在人体的前臂掌侧，从腕横纹往上大约3指宽的中央部位。

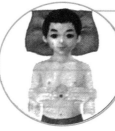

按摩步骤

1

按摩穴位：上脘

按摩手法：中指压法

按摩时间：1～3分钟

按摩力度：重

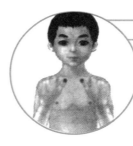

2

按摩穴位：俞府

按摩手法：拇指压法

按摩时间：3～5分钟

按摩力度：重

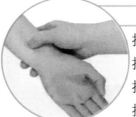

3

按摩穴位：内关

按摩手法：拇指压法

按摩时间：1～3分钟

按摩力度：重

饮食宜忌

忌食：冷饮，辛辣、酸性食物。

急性肠胃炎

消炎止痛，暖胃暖心

急性肠胃炎是儿童肠胃黏膜的急性炎症，多由饮食不当、暴饮暴食或食物变质等原因引起，多发于夏秋两季。孩子对食物质量没有辨别能力，因此在无人看管的情况下很容易因吃不洁的食物引起急性肠胃炎。

取穴刮痧与刮拭流程

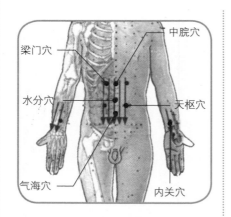

◆ 1. 用面刮法刮拭腹部中脘穴、梁门穴、水分穴、天枢穴、气海穴；用同样方法刮拭前臂阴面内关穴。

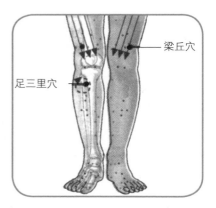

◆ 2. 用平面按揉法按揉腿部足三里穴；用面刮法刮拭梁丘穴。

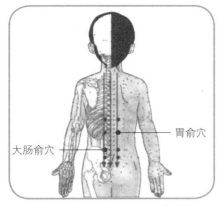

胃俞穴

大肠俞穴

◆ 3. 用面刮法刮拭脊背部胃俞穴、大肠俞穴；用同样方法刮拭前臂阳面温溜穴。

刮痧方法

时间	运板	次数
10～15 分钟	面刮法	每个部位20～30次
	平面按揉法	

饮食配方

将鲜松叶400克捣烂，加水两碗半，煎成浓汁，分2次服，1小时服1次。

取穴按摩与按摩步骤

精准取穴

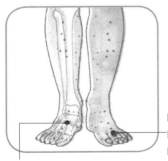

内庭穴在足的次趾与中趾之间，脚叉缝尽处的凹陷中。

太冲穴在足背侧，第一、二趾跖骨连接部前方的凹陷中。用手指沿蹈趾和次趾的夹缝向上移压，到能够感觉到动脉的地方就是该穴位。

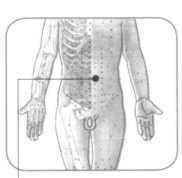

肓俞穴在人体腹中部，脐中旁开0.5寸处。

按摩步骤

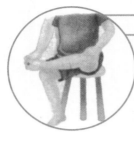

1

按摩穴位：内庭

按摩手法：拇指压法

按摩时间：1～3分钟

按摩力度：适度

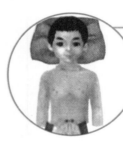

2

按摩穴位：肓俞

按摩手法：中指折压法

按摩时间：1～3分钟

按摩力度：重

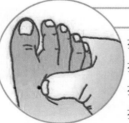

3

按摩穴位：太冲

按摩手法：拇指压法

按摩时间：3～5分钟

按摩力度：轻

饮食宜忌

忌食：咖啡、冷饮、肥肉。

宜食：母乳、米汤、藕粉、菜汁、鲜果汁。

脱 肛
控制好孩子排便的关卡

脱肛是指肛管、直肠外翻而脱垂于肛门外，又称"肛门直肠脱垂"，一般多发于1~3岁的儿童。若是病情不严重，可在直肠脱出后用手轻轻送回肛门；若是原发病为腹泻、便秘、百日咳、营养不良者，需积极治疗原发病，原发病治愈后脱肛自然治愈。

取穴刮痧与刮拭流程

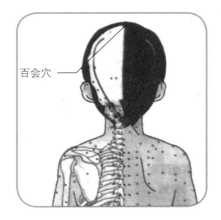

◆ 1. 用单角刮法刮拭头顶百会穴。

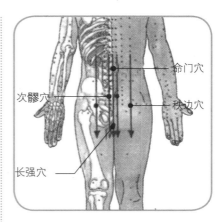

◆ 2. 用面刮法刮拭腰、骶部的命门穴、次髎穴、秩边穴、长强穴。

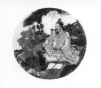

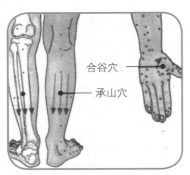

◆ 3. 用面刮法刮拭小腿后侧承山穴；用平面按揉法按揉第一、二掌骨间的合谷穴。

合谷穴
承山穴

刮痧方法

时间	运板	次数
10～15 分钟	单角刮法	每个部位20～30次
	面刮法	
	平面按揉法	

饮食配方

米粥：大米、小米各60克，加水煮至半熟，加入豆浆500克，搅拌煮熟即可食用。

取穴按摩与按摩步骤

精准取穴

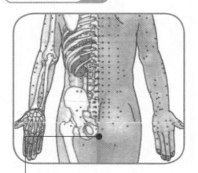

长强穴在人体的尾骨端下，当尾骨端与肛门连线的中点处。

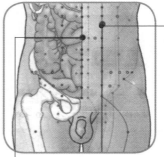

滑肉门穴位于人体上腹部，在肚脐上方1寸，距前正中线2寸处。

神阙穴在人体的腹中部，肚脐中央。

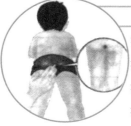

1

按摩穴位：长强

按摩手法：二指压法

按摩时间：1～3分钟

按摩力度：轻

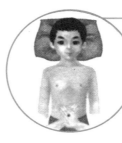

2

按摩穴位：神阙

按摩手法：全手压法

按摩时间：1～3分钟

按摩力度：轻

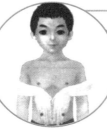

3

按摩穴位：滑肉门

按摩手法：三指压法

按摩时间：1～3分钟

按摩力度：重

饮食宜忌

忌食：辛辣、生冷、油腻食物。

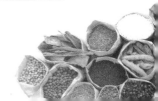

第三章 经络按摩刮痧治疗儿童常见病

痢 疾
保护孩子肠胃不受病菌侵袭

痢疾多是儿童由于饮食不洁，病从口入，或肠胃因感染病菌引发的肠道传染病，一般发于夏秋两季，主要表现为突然发热，腹痛腹泻，里急后重，大便带脓血黏液。其对10岁以下的小孩危害尤大。

取穴刮痧与刮拭流程

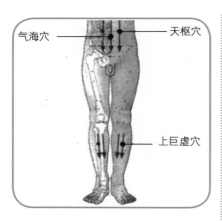

气海穴　　　　　　　　天枢穴

上巨虚穴

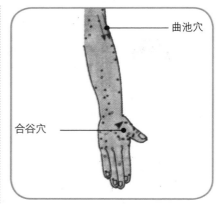

曲池穴

合谷穴

◆ 1．用面刮法刮拭腹部气海穴、天枢穴；用同样方法刮拭小腿前方的上巨虚穴。

◆ 2．若患儿伴有发热症状可刮拭前臂阳面曲池穴、合谷穴。

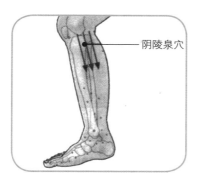

阴陵泉穴

时间	运板	次数
10～15分钟	面刮法	每个部位20～30次

◆ 3. 若患儿伴有湿重症状可刮拭小腿内侧阴陵泉穴。

萝卜姜汁：萝卜汁60克，姜汁15克，蜜糖30克，和匀蒸热服，每日2次。尤需注意补水。

取穴按摩与按摩步骤

精准取穴

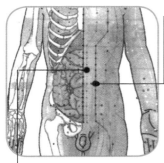

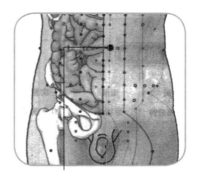

天枢穴在腹部，肚脐左右两侧3指宽处。

商曲穴在人体的上腹部，脐上2寸，前正中线旁开0.5寸。

肓俞穴在人体腹中部，脐中旁开0.5寸处。

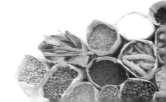

按摩步骤

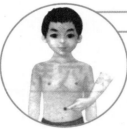

1

按摩穴位：商曲

按摩手法：中指折压法

按摩时间：1～3分钟

按摩力度：轻

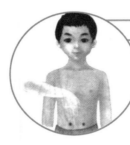

2

按摩穴位：天枢

按摩手法：三指压法

按摩时间：1～3分钟

按摩力度：适度

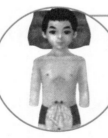

3

按摩穴位：肓俞

按摩手法：中指折压法

按摩时间：1～3分钟

按摩力度：重

饮食宜忌

忌食：油腻、荤腥、生冷、干硬食物以及牛奶、鸡蛋。

宜食：米汤、藕粉、菜汤、果汁、盐开水。

肠道蛔虫病
晚上不磨牙，睡得香

蛔虫病是儿童一种常见的肠道寄生虫病，发病率很高，主要是由于儿童摄入了带有蛔虫卵的不洁食物、水等，与卫生状况的关系极为密切。蛔虫在肠道内生长繁殖，有可能聚结成团，阻塞肠道，甚至穿肠入胆，使得患儿右上腹疼痛、呕吐，形成肠道蛔虫病。

取穴刮痧与刮拭流程

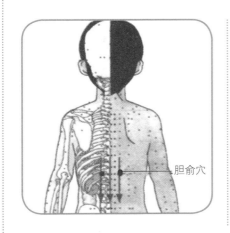

◆ 1. 用面刮法刮拭脊背部胆俞穴。

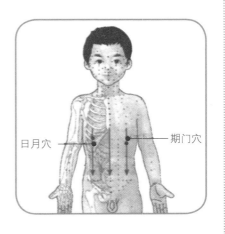

◆ 2. 用面刮法刮拭腹部日月穴、期门穴。

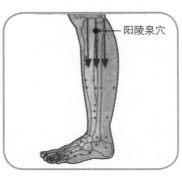

◆ 3. 用面刮法刮拭小腿外侧阳陵泉穴。

阳陵泉穴

刮痧方法

时间	运板	次数
10～15分钟	面刮法	每个部位20～30次

饮食配方

瓜仁丸：黑生丝瓜子，将瓜子去皮取仁，空腹温水送服。成年人40~50粒，儿童10粒左右，每日食1次。

取穴按摩与按摩步骤

精准取穴

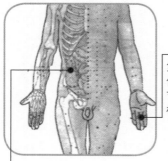

四缝穴在第二～五指掌侧，近端指关节的中央，当横纹中点。

大横穴在人体的腹中部，距脐中4寸，左右各一。

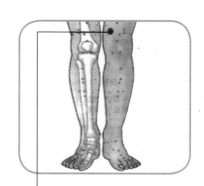

百虫窝穴在大腿内侧，髌底内侧端上3寸处。

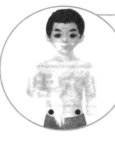

1

按摩穴位：大横

按摩手法：中指折叠法

按摩时间：1～3分钟

按摩力度：适度

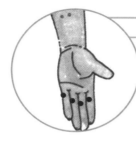

2

按摩穴位：四缝

按摩手法：拇指压法

按摩时间：1～3分钟

按摩力度：重

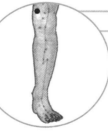

3

按摩穴位：百虫窝

按摩手法：拇指压法

按摩时间：3～5分钟

按摩力度：适度

饮食宜忌

忌食：咖啡、冷饮、肥肉。

宜食：母乳、米汤、藕粉、菜汁、鲜果汁。

第三章 经络按摩刮痧治疗儿童常见病

厌食症
益气健脾，吃嘛嘛香

　　小儿厌食主要是因为饮食不当或家长喂养不当等，让孩子养成偏食的坏习惯，损伤了脾胃，或者是由于食物过于油腻，使得孩子消化不了，积滞内停、郁久化热而导致湿热内蕴，或大病之后脾胃气虚、脾虚失运、胃不思纳。孩子主要表现为食欲缺乏而不欲纳食。此病以1～6岁儿童为多见。

取穴刮痧与刮拭流程

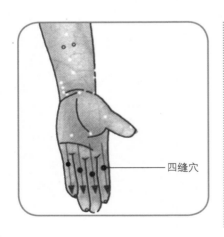

四缝穴

◆ 1. 用垂直按揉法按揉双手的四缝穴。

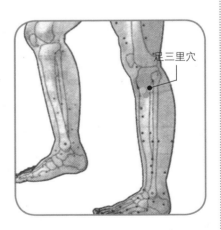

足三里穴

◆ 2. 用平面按揉法按揉小腿阳面的足三里穴。

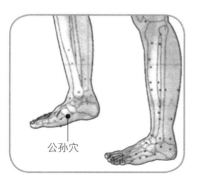

◆ 3. 用平面按揉法按揉足部内侧的公孙穴。

公孙穴

刮痧方法

时间	运板	次数
10～20分钟	垂直按揉法	每个部位20～30次
	平面按揉法	

饮食配方

红枣枸杞橘皮汁：将红枣和枸杞放入锅内，加水，用大火煮一会儿后用微火继续煮至汤味较浓为止。熬煮红枣和枸杞的水变凉后，把橘皮切成丝，放入汤里浸泡后饮用。

取穴按摩与按摩步骤

精准取穴

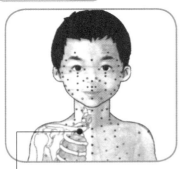

俞府穴位于人体胸部，当锁骨下缘，前正中线旁开2寸处。

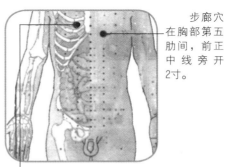

步廊穴在胸部第五肋间，前正中线旁开2寸。

神封穴在人体的胸部，第四肋间隙，前正中线旁开2寸处。

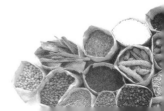

按摩步骤

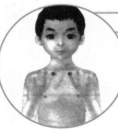

1

按摩穴位：俞府

按摩手法：拇指压法

按摩时间：3～5分钟

按摩力度：较重

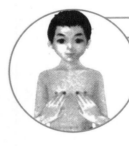

2

按摩穴位：神封

按摩手法：四指压法

按摩时间：1～3分钟

按摩力度：轻

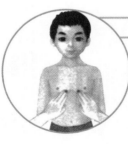

3

按摩穴位：步廊

按摩手法：四指压法

按摩时间：1～3分钟

按摩力度：轻

饮食宜忌

忌食：油腻或煎炸的食物。

宜食：山楂、麦芽、萝卜、葵花籽、南瓜。

疝 气
关系孩子未来发育的重大疾患

小儿疝气俗称"脱肠",主要症状为腹股沟处有肿块,由腹腔内的器官脱出到疝气袋所形成,在儿童哭闹或剧烈运动、大便干结时会显现出来,脱出的器官以小肠居多,并伴有腹痛、恶心、呕吐、发热等症状。疝气一般是在孩子出生之后很快发生,发病急,若不及时处理很容易有生命危险。父母平时要注意观察孩子的生活情况,一旦发现异常要尽快治疗。

取穴刮痧与刮拭流程

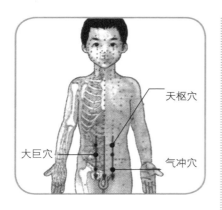

天枢穴

大巨穴

气冲穴

◆ 1. 用面刮法刮拭腹部足阳明胃经的天枢穴、大巨穴、气冲穴。

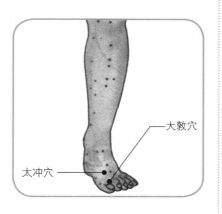

大敦穴

太冲穴

◆ 2. 用垂直按揉法按揉足背上的太冲穴和大敦穴。

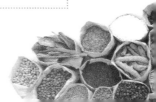

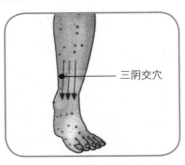

三阴交穴

◆ 3. 用平面按揉法按揉小腿内侧三阴交穴。

刮痧方法

时间	运板	次数
10～15分钟	面刮法 垂直按揉法	每个部位20～30次

取穴按摩与按摩步骤

精准取穴

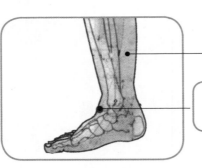

筑宾穴在人体的小腿内侧，太溪穴和阴谷穴的连线上，太溪穴上5寸处，腓肠肌肌腹的内下方。

中封穴在人体足部背侧，足内踝前1寸，胫骨前肌腱内侧凹陷处。

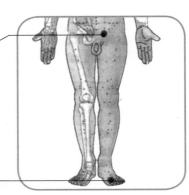

气冲穴在人体的腹股沟上方一点，脐下约5寸处，距前正中线2寸，穴位下边有一根跳动的动脉，即腹股沟动脉。

大敦穴在足大趾末节外侧，距趾甲角0.1寸处。

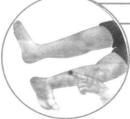

1

按摩穴位：筑宾

按摩手法：中指折压法

按摩时间：1～3分钟

按摩力度：重

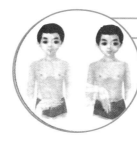

2

按摩穴位：气冲

按摩手法：拇指压法

按摩时间：3～5分钟

按摩力度：适度

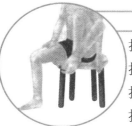

3

按摩穴位：大敦

按摩手法：拇指压法

按摩时间：3～5分钟

按摩力度：重

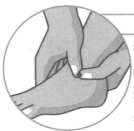

4

按摩穴位：中封

按摩手法：二指压法

按摩时间：3～5分钟

按摩力度：适度

饮食宜忌

忌食：生冷食物、蚕豆、花生。

宜食：流质食物、茄子、无花果、刀豆、丝瓜。

第三章 经络按摩刮痧治疗儿童常见病

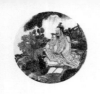
多 汗
静身静心，让孩子不再大汗淋漓

多汗是指全身或局部汗腺分泌过多，多是生理性体温调节，如外界气温过高、穿衣服过多、剧烈活动，机体为了维持正常的体温而出汗，这是生理性多汗。其他病证，如小儿佝偻病、结核病、风湿热、神经系统疾病等也可引起儿童多汗，此为病理性多汗。若入睡后半小时内出现头、颈部多汗，1小时后则不再出汗，多为生理性多汗；若睡眠时全身或半身出汗多，则可能为病理性多汗。

取穴刮痧与刮拭流程

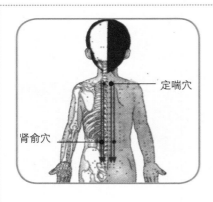

◆ 1. 用面刮法刮拭第七颈椎棘下，后正中线旁开0.5寸处的定喘穴；用同样方法刮拭腰椎的肾俞穴。

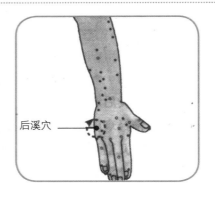

◆ 2. 用平面按揉法按揉手掌尺侧的后溪穴。

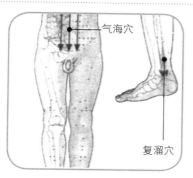

气海穴

复溜穴

◆ 3. 用面刮法刮拭小腹的气海穴和小腿内侧的复溜穴。

刮痧方法

时间	运板	次数
10～15分钟	面刮法 平面按揉法	每个部位20～30次

图解儿童经络按摩刮痧小常识

按摩步骤

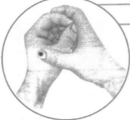

1

按摩穴位：合谷

按摩手法：拇指压法

按摩时间：1～3分钟

按摩力度：重

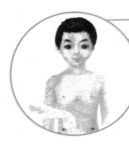

2

按摩穴位：大横

按摩手法：中指折叠法

按摩时间：1～3分钟

按摩力度：适度

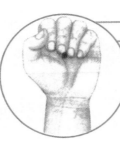

3

按摩穴位：劳宫

按摩手法：拇指压法

按摩时间：1～3分钟

按摩力度：重

注 意 事 项

　　父母要给孩子勤换衣被，并常用柔软的毛巾擦拭身体，或外用扑粉，以保持皮肤干燥。

盗 汗
舒心睡眠，自然出汗

　　小儿盗汗为睡时出汗，醒来汗止，主要见于2～6岁体质较弱的孩子。因孩子的体质不同，其出汗量也不同，主要原因为表虚不固、营卫不和，或脾胃积热、肺虚痰热，或阳气衰损。

取穴刮痧与刮拭流程

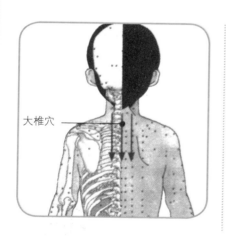

　　◆ 1. 用面刮法刮拭脊椎处的大椎穴。

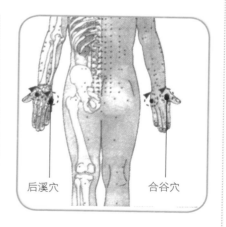

　　◆ 2. 用平面按揉法按揉手拇指、食指间的合谷穴和手掌尺侧的后溪穴。

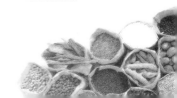

089

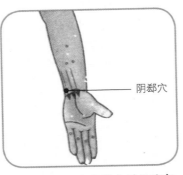

阴郄穴

◆ 3. 用面刮法刮拭腕部
的阴郄穴。

刮痧方法

时间	运板	次数
10～15 分钟	面刮法 平面按揉法	每个部位20～30次

饮食配方

1. 猪排骨1 000克，太子参50克，炖汤分数次食用，可治疗生理性夜间出汗及缺钙引起的病理性盗汗。

2. 枸杞饮：枸杞根皮15克，小麦6克，麦冬6克。将以上3味加水煎煮至麦冬熟，取汁，去渣，分次饮用。

取穴按摩与按摩步骤

精准取穴

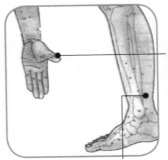

少商穴在拇指指尖的桡侧，距离指甲角约0.1寸处。

复溜穴位于小腿内侧太溪穴直上2寸，跟腱前方处。

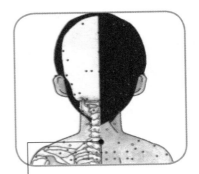

大椎穴位于人体背部正中线上，第七颈椎棘突下凹陷中。

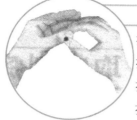

1

按摩穴位：少商

按摩手法：拇指压法

按摩时间：1～3分钟

按摩力度：轻

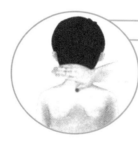

2

按摩穴位：大椎

按摩手法：拇指压法

按摩时间：1～3分钟

按摩力度：轻

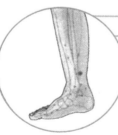

3

按摩穴位：复溜

按摩手法：拇指压法

按摩时间：3～5分钟

按摩力度：重

第三章 经络按摩刮痧治疗儿童常见病

饮食宜忌

忌食：巧克力、鱼肉、鸡肉。

宜食：蔬菜、水果。

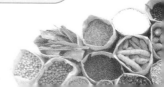

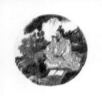

多 梦

安享宁静夜晚，远离噩梦侵扰

儿童在睡觉时容易说梦话、踢腿等，说梦话主要是由于睡眠时大脑主管语言的神经细胞活动引起的，而踢腿则是由大脑神经主管动作部分的神经细胞活动引起的，一般而言都是正常的，家长不必担心。但是，如果孩子在做梦时有惊叫、梦游的现象，就应当格外留意了。这可能是因为儿童的大脑神经发育不完全或过度疲劳、受惊吓、饮食不当等原因造成的。

取穴刮痧与刮拭流程

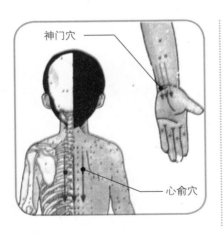

◆ 1. 用面刮法刮拭背脊处的心俞穴；用同样方法刮拭前臂阴面的神门穴。

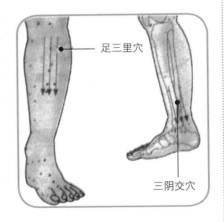

◆ 2. 用平面按揉法或面刮法刮拭小腿前方的足三里穴；用同样方法刮拭小腿阴面的三阴交穴。

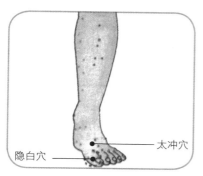

隐白穴　　　　　　　　　太冲穴

◆ 3. 用垂直按揉法按揉足
背上的太冲穴；用平面按揉法按
揉隐白穴。

刮痧方法

时间	运板	次数
10～15 分钟	面刮法	每个部位20～30次
	平面按揉法	
	垂直按揉法	

取穴按摩与按摩步骤

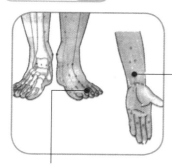

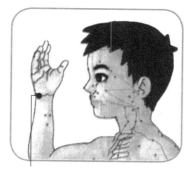

内关穴在
人体的前臂掌
侧，从腕横纹
往上大约3指宽
的中央部位。

厉兑穴在足第二趾末节外
侧，距趾甲角0.1寸。

神门穴在人体腕部，腕掌侧横
纹尺侧端，尺侧腕屈肌腱的桡侧凹
陷处。

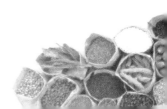

第三章　经络按摩刮痧治疗儿童常见病

按摩步骤

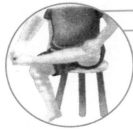

1

按摩穴位：厉兑

按摩手法：拇指压法

按摩时间：1～3分钟

按摩力度：适度

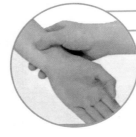

2

按摩穴位：内关

按摩手法：拇指压法

按摩时间：1～3分钟

按摩力度：重

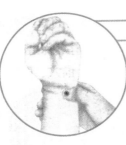

3

按摩穴位：神门

按摩手法：拇指压法

按摩时间：3～5分钟

按摩力度：适度

饮 食 宜 忌

宜食：莲子心、核桃、蜂蜜、枣仁。

注 意 事 项

　　晚饭可以为孩子准备红枣面粉粥，可以起到稳定孩子情绪的作用。睡前不要让孩子吃太多零食；被子不宜过重过暖，枕头不宜过高过硬。

失 眠
让孩子一觉睡天明

失眠与多梦有着密切的联系，睡眠不好的孩子即使在睡着之后也容易多梦。失眠多与白天遇到的情景有关，让孩子精神紧张，不容易进入睡眠状态。

取穴刮痧与刮拭流程

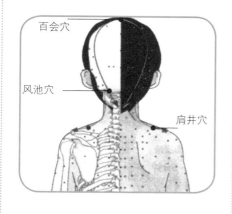

◆ 1. 用角刮法进行全头刮拭，并重点刮拭百会穴；用面刮法刮拭颈部风池穴至肩部肩井穴一带。

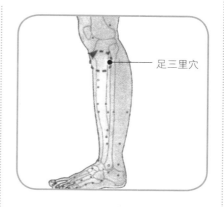

◆ 2. 用平面按揉法按揉小腿前方的足三里穴。

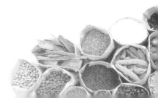

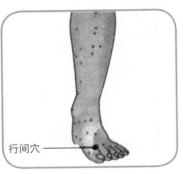

行间穴

◆ 3. 用垂直按揉法按揉第一、二趾间，趾蹼缘后方赤白肉际处的行间穴。

刮痧方法

时间	运板	次数
10～15分钟	角刮法	每个部位20～30次
	面刮法	
	平面按揉法	
	垂直按揉法	

饮食配方

　　莴苣汁：莴苣汁性味同莴苣，苦、甘、凉，《本草拾遗》称其"利五脏，通经脉，开胸膈"。据有关资料，莴苣茎、叶、皮的乳白色浆液具有镇静、安神的功效，可助儿童睡眠，临睡前食服效果明显。

取穴按摩与按摩步骤

精准取穴

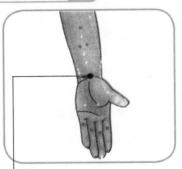

　　大陵穴在人体的腕掌横纹的中点处，当掌长肌腱与桡侧腕屈肌腱之间。

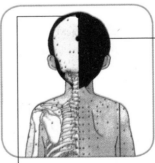

强间穴在人体的头部，后发际正中直上4寸。

　　百会穴位于人体头部，在头顶正中线与两耳尖端连线的交点处。

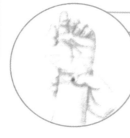

1

按摩穴位：大陵

按摩手法：拇指压法

按摩时间：1～3分钟

按摩力度：重

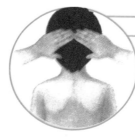

2

按摩穴位：强间

按摩手法：二指压法

按摩时间：1～3分钟

按摩力度：轻

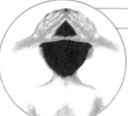

3

按摩穴位：百会

按摩手法：二指压法

按摩时间：1～3分钟

按摩力度：轻

第三章　经络按摩刮痧治疗儿童常见病

饮食宜忌

宜食：牛奶、小米、百合、猪心、酸枣仁、小麦、糯米。

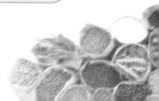

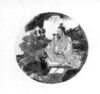

嗜　睡

科学睡眠，正常作息

　　儿童的睡眠时间相对较长，但是若孩子一旦疲劳就容易进入睡眠状态，刺激可唤醒，但片刻又入睡，就可能是一种不正常的嗜睡现象。嗜睡的孩子容易感到疲劳、记忆力下降，并对日常生活造成很大影响。

取穴刮痧与刮拭流程

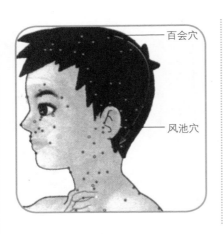

百会穴

风池穴

◆ 1. 用角刮法刮拭头顶及后脑的百会穴和风池穴。

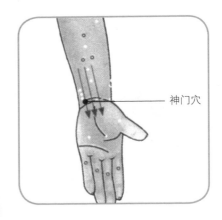

神门穴

◆ 2. 用面刮法刮拭前臂阴面的神门穴。

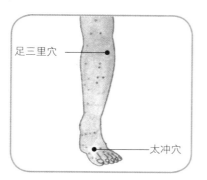

足三里穴

太冲穴

◆ 3. 用平面按揉法按揉小腿前方的足三里穴，再用垂直按揉法按揉足背上的太冲穴。

刮痧方法

时间	运板	次数
10～15分钟	角刮法	每个部位20～30次
	面刮法	
	平面按揉法	
	垂直按揉法	

注意事项

每一餐不要让孩子吃得过饱，重视孩子的三餐搭配，讲求营养均衡。

取穴按摩与按摩步骤

精准取穴

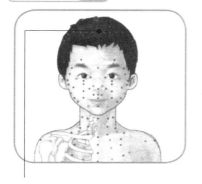

囟会穴在人体的头部，前发际正中直上2寸处。

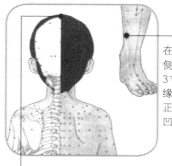

三阴交穴在人体小腿内侧，足内踝尖上3寸，即内踝上缘4指宽，踝尖正上方胫骨边缘凹陷处。

百会穴位于人体头部，在头顶正中线与两耳尖端连线的交点处。

按摩步骤

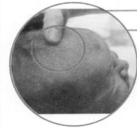

1

按摩穴位：囟会

按摩手法：拇指压法

按摩时间：1～3分钟

按摩力度：轻

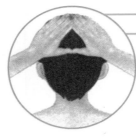

2

按摩穴位：百会

按摩手法：二指压法

按摩时间：1～3分钟

按摩力度：轻

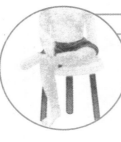

3

按摩穴位：三阴交

按摩手法：拇指压法

按摩时间：1～3分钟

按摩力度：适度

饮食宜忌

忌食：油腻、黏滞、辛辣食物。

宜食：鱼类、鸡蛋、牛奶、猪肝、新鲜蔬菜、紫菜、海带。

神经衰弱
为孩子创造精神和谐的环境

神经衰弱并不只是属于大人的病证，儿童由于对外界事物的认识较浅，且在面对压力时无法自我治疗，容易导致神经衰弱，主要表现为容易疲劳或兴奋，睡眠有障碍，且情绪波动较大。

取穴刮痧与刮拭流程

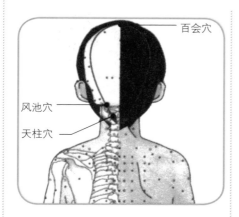

◆ 1. 用单角刮法刮拭头顶及后脑的百会穴、风池穴；用刮痧板双角部从上到下刮拭天柱穴。

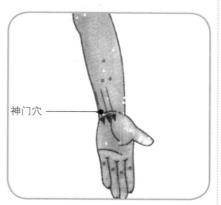

◆ 2. 用面刮法刮拭双臂腕部的神门穴。

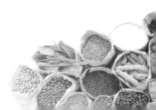

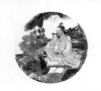

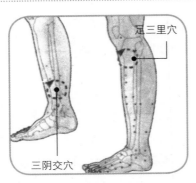

足三里穴

三阴交穴

◆ 3. 用平面按揉法刮拭小腿前方足三里穴；用同样方法刮拭小腿内侧的三阴交穴。

刮痧方法

时间	运板	次数
10～15分钟	单角刮法	每个部位20～30次
	面刮法	
	平面按揉法	

取穴按摩与按摩步骤

精准取穴

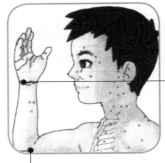

神门穴在人体腕部，腕掌侧横纹尺侧端，尺侧腕屈肌腱的桡侧凹陷处。

少海穴位于人体肘横纹内侧端与肱骨内上髁连线的中点的凹陷处。

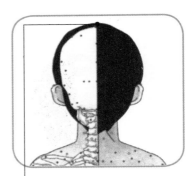

百会穴位于人体头部，在头顶正中线与两耳尖端连线的交点处。

按摩步骤

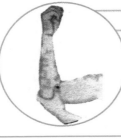

1

按摩穴位：少海

按摩手法：拇指压法

按摩时间：1～3分钟

按摩力度：适度

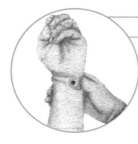

2

按摩穴位：神门

按摩手法：拇指压法

按摩时间：1～3分钟

按摩力度：适度

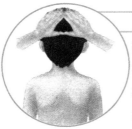

3

按摩穴位：百会

按摩手法：二指压法

按摩时间：1～3分钟

按摩力度：轻

饮 食 宜 忌

忌食： 辛辣食物、油腻食物、萝卜籽、肉桂。

宜食： 动物肝脏、海鲜、花生、猪脑、核桃。

注 意 事 项

　　父母要帮助孩子养成早睡早起的良好生活习惯，作息规律，劳逸结合。

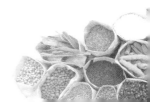

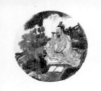

癫 痫

息风定痫，保护孩子智力发育

癫痫俗称"羊癫风"，是一种脑功能障碍综合征，患病原因复杂，一般认为先天遗传、胎中受惊、后天产伤、脑伤以及风痰扰神等都有可能导致癫痫，以痰火壅盛、阻塞窍道为多。癫痫主要表现为反复发作的肌肉抽搐和意识障碍，且伴有感觉、情感、行为或自主神经功能异常。癫痫不仅严重影响孩子的身体健康，同时还可能对孩子的精神以及智力造成严重威胁。

取穴刮痧与刮拭流程

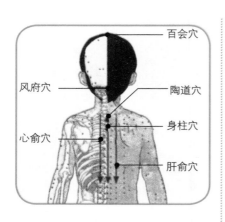

◆ 1. 用角刮法刮拭头顶百会穴；用面刮法从上往下分段刮拭后颈部风府穴至脊背部陶道穴、身柱穴、心俞穴、肝俞穴。

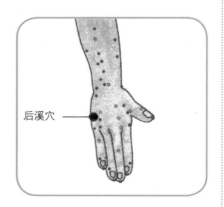

◆ 2. 用垂直按揉法按揉手掌尺侧的后溪穴。

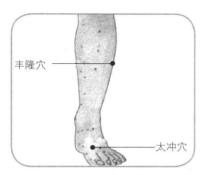

丰隆穴

太冲穴

◆ 3. 用面刮法刮拭小腿前外侧方的丰隆穴；用垂直按揉法按揉足背的太冲穴。

时间	运板	次数
10~15 分钟	角刮法	每个部位20~30次
	面刮法	
	垂直按揉法	

取穴按摩与按摩步骤

精准取穴

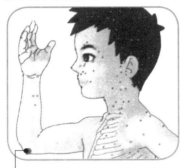

小海穴在人体的肘内侧，尺骨鹰嘴与肱骨内上髁之间的凹陷处。

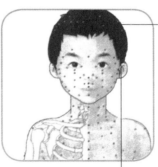

五处穴在人体的头部，前发际正中直上1寸，旁开1.5寸处。

眉冲穴在人体的头部，攒竹穴直上入发际0.5寸处，神庭穴与曲差穴连线之间。

第三章 经络按摩刮痧治疗儿童常见病

按摩步骤

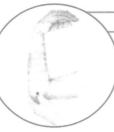

1

按摩穴位：小海

按摩手法：拇指压法

按摩时间：1～3分钟

按摩力度：适度

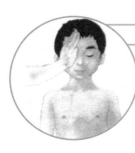

2

按摩穴位：五处

按摩手法：食指压法

按摩时间：1～3分钟

按摩力度：适度

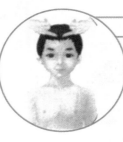

3

按摩穴位：眉冲

按摩手法：中指折叠法

按摩时间：1～3分钟

按摩力度：适度

饮食宜忌

忌食：辛辣、油腻食物。

宜食：荞麦、沙丁鱼、无花果、凤梨。

注意事项

对发热性疾病的患儿，特别是高热抽搐的患儿，父母应该格外注意，及早治疗，减少致病的机会，同时平时也要避免患儿受惊吓和精神刺激，预防此病发生。

失语症
帮助孩子开口说话，表达自我

儿童失语症是指神经中枢病损导致抽象符号思维障碍，而丧失语言、文字的表达和领悟能力的病证。但是，失语症不包括由于意识障碍和普通的智力减退造成的症状，也不包括听觉、视觉、书写、发音等感觉和运动器官损害引起的语言、阅读和书写障碍。先天或幼年疾病导致学习困难、语言功能缺陷也不属失语症范畴。

取穴刮痧与刮拭流程

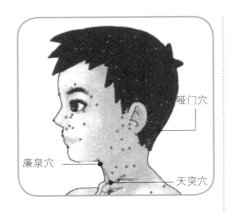

◆ 1. 用单角刮法刮拭项部哑门穴；用面刮法自上而下刮拭前颈部的廉泉穴、天突穴。

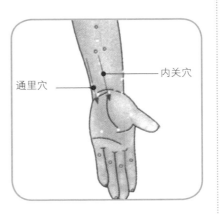

◆ 2. 用面刮法刮拭前臂阴面内关穴、通里穴。

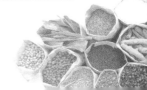

107

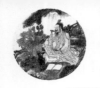

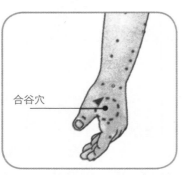

合谷穴

◆ 3. 用平面按揉法按揉第一、二掌骨间的合谷穴。

刮痧方法

时间	运板	次数
10～15分钟	单角刮法	每个部位20～30次
	面刮法	
	平面按揉法	

取穴按摩与按摩步骤

精准取穴

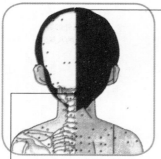

百会穴位于人体头部，在头顶正中线与两耳尖端连线的交点处。

哑门穴位于项部，后发际正中直上0.5寸，第一颈椎下。

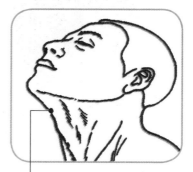

廉泉穴在人体的颈部，前正中线上，喉结上方，舌骨上缘凹陷处。

108

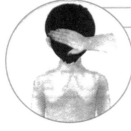

1

按摩穴位：哑门

按摩手法：拇指压法

按摩时间：3～5分钟

按摩力度：轻

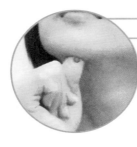

2

按摩穴位：廉泉

按摩手法：拇指压法

按摩时间：1～3分钟

按摩力度：轻

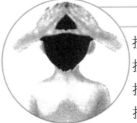

3

按摩穴位：百会

按摩手法：二指压法

按摩时间：1～3分钟

按摩力度：轻

第三章　经络按摩刮痧治疗儿童常见病

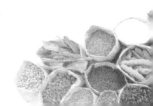

脚气病
杜绝交叉感染，补充维生素B₁

脚气病为维生素B_1缺乏症，主要累及神经系统以及心血管系统，出现水肿及浆液渗出，主要表现为多发性神经炎、食欲缺乏、大便秘结，严重时可出现心力衰竭。母亲怀孕时缺乏维生素B_1，新生儿可能患先天性脚气病，表现为哭声无力、神情萎靡、吸吮力弱、水肿、嗜睡等症状。

取穴刮痧与刮拭流程

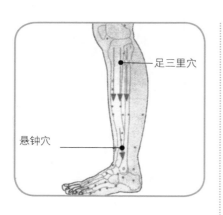

足三里穴

悬钟穴

◆ 1. 用面刮法从上到下分段刮拭小腿前方的足三里穴和小腿外侧的悬钟穴。

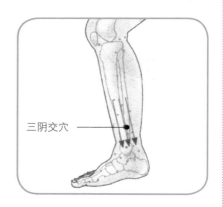

三阴交穴

◆ 2. 用面刮法或平面按揉法刮拭小腿内侧的三阴交穴。

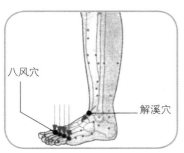

八风穴

解溪穴

◆ 3. 用面刮法刮拭足背屈处的解溪穴；用垂直按揉法按揉足五趾间的八风穴。

刮痧方法

时间	运板	次数
10～15分钟	面刮法	每个部位20～30次
	平面按揉法	
	垂直按揉法	

取穴按摩与按摩步骤

精准取穴

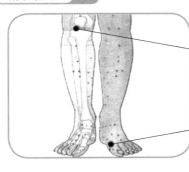

犊鼻穴位于膝前区，屈膝，在膝部髌韧带外侧的凹陷中。

太白穴位于足内侧缘，第一跖骨小头后下方凹陷处，即脚的内侧缘靠近足大趾处。

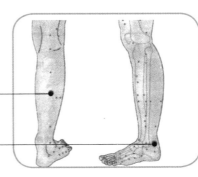

承山穴在人体的小腿后面正中，委中穴与昆仑穴之间，当伸直小腿或足跟上提时，腓肠肌肌腹下出现的尖角凹陷处。

昆仑穴在足外踝顶点与跟腱之间的凹陷处。

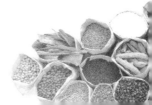

111

图解儿童经络按摩刮痧小常识

按摩步骤

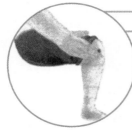

1

按摩穴位：犊鼻

按摩手法：食指压法

按摩时间：1～3分钟

按摩力度：适度

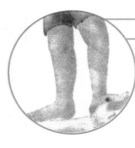

2

按摩穴位：太白

按摩手法：拇指压法

按摩时间：1～3分钟

按摩力度：适度

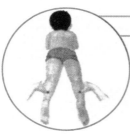

3

按摩穴位：承山

按摩手法：拇指压法

按摩时间：1～3分钟

按摩力度：适度

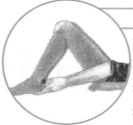

4

按摩穴位：昆仑

按摩手法：拇指压法

按摩时间：1～3分钟

按摩力度：轻

饮食宜忌

忌食：哈密瓜、蚕蛹、咖啡。

宜食：黄豆、绿豆、小米、薏苡仁、花生、猪肉、谷类的胚芽和外皮。

脑震荡
保护脑功能正常运作

儿童脑震荡常常是家长在看护孩子的过程中忽视一些小动作引起的，比如为哄孩子高兴，将孩子抛高，或剧烈摇晃孩子。孩子的各个组织较为柔软，头部相对大而重，颈部软弱，一旦遇到剧烈震动，很容易导致脑震荡。脑震荡的主要病理变化是脑组织水肿，受伤后可出现短暂的意识恍惚或丧失，有头痛、头昏、恶心、呕吐、面色苍白、嗜睡、抽筋等表现，若孩子出现脑震荡，应及时就医。

取穴刮痧与刮拭流程

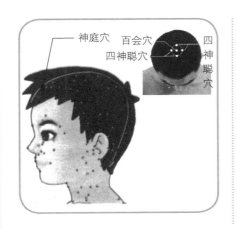

神庭穴　百会穴　四神聪穴　四神聪穴

◆ 1. 用角刮法刮拭头顶四神聪穴；用同样方法刮拭头前部神庭穴。

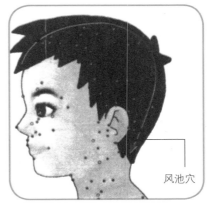

风池穴

◆ 2. 用面刮法刮拭后发际风池穴。

113

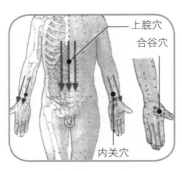

上脘穴
合谷穴
内关穴

◆ 3. 用面刮法刮拭腹部上脘穴；用面刮法刮拭前臂阴面内关穴；用平面按揉法按揉第一、二掌骨间的合谷穴。

刮痧方法

时间	运板	次数
10～15 分钟	角刮法	每个部位20～
	面刮法	
	平面按揉法	30次

饮食配方

川芎茶：取川芎6克，绿茶3克，加水煎煮之后取药汁代茶饮用。具有活血止痛、行气解郁的功效，适用于瘀血阻滞所引起的头痛症状。

取穴按摩与按摩步骤

精准取穴

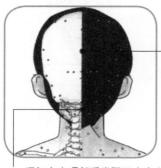

强间穴在人体的头部，后发际正中直上4寸。

哑门穴在项部后发际正中直上0.5寸，第一颈椎下。

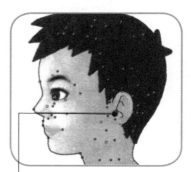

听宫穴在面部耳屏前，下颌骨髁状突起的后方，张口时呈凹陷处。

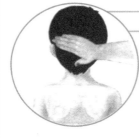

1

按摩穴位：哑门

按摩手法：拇指压法

按摩时间：3～5分钟

按摩力度：轻

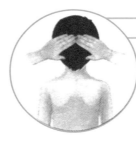

2

按摩穴位：强间

按摩手法：二指压法

按摩时间：1～3分钟

按摩力度：轻

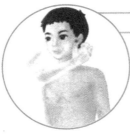

3

按摩穴位：听宫

按摩手法：拇指压法

按摩时间：1～3分钟

按摩力度：适度

饮食宜忌

忌食：辛辣、油腻食物。

宜食：山楂、葡萄、黑豆、枸杞、鱼。

脑炎后遗症
影响孩子大脑的致命杀手

　　小儿脑炎后遗症是指脑炎经治疗后还残留的神经、精神症状。此病病情轻重不等，轻者可自行缓解，危重者可导致后遗症或死亡。神经异常的表现多有发热、头痛、呕吐、嗜睡、昏迷、惊厥等，重者大脑、下丘脑、底节、脑干、小脑和脊髓都可能有异常表现。另外，脑炎后遗症症状在脑膜炎发病之前或同时可伴有相应病毒感染的症状。

取穴刮痧与刮拭流程

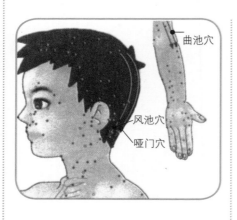

曲池穴

风池穴

哑门穴

　◆ 1. 用面刮法刮拭后头部哑门穴、风池穴；用同样方法刮拭手肘处曲池穴。

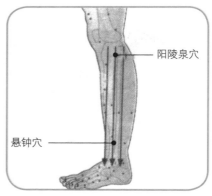

阳陵泉穴

悬钟穴

　◆ 2. 用面刮法从上到下刮拭阳陵泉穴和悬钟穴。

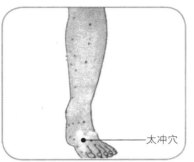

太冲穴

◆ 3. 用垂直按揉法按揉足背上的太冲穴。

刮痧方法

时间	运板	次数
10~15分钟	面刮法 垂直按揉法	每个部位20~30次

饮食配方

1.瓜藤芦根汤：取黄瓜藤30克，鲜芦根50克，糖12克。将黄瓜藤、鲜芦根加水煮20分钟，加糖饮用。

2.苋菜荸荠粥：取苋菜50克，荸荠200克，冰糖15克，粳米50克。将苋菜洗净切碎，荸荠去皮切片。将以上各种原料加水煮粥食用。

取穴按摩与按摩步骤

精准取穴

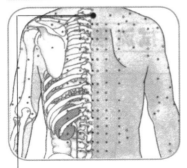

大椎穴位于人体背部正中线上，第七颈椎棘突下凹陷中。

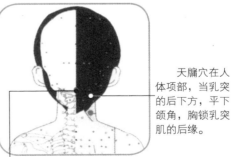

天牖穴在人体项部，当乳突的后下方，平下颌角，胸锁乳突肌的后缘。

风府穴位于人体的后颈部，后发际正中直上1寸，枕外隆凸直下，两侧斜方肌之间凹陷处。

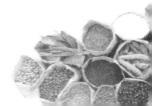

按摩步骤

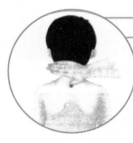

1

按摩穴位：大椎

按摩手法：拇指压法

按摩时间：1～3分钟

按摩力度：轻

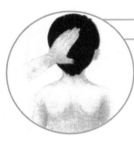

2

按摩穴位：风府

按摩手法：拇指压法

按摩时间：1～3分钟

按摩力度：重

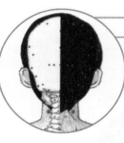

3

按摩穴位：天牖

按摩手法：拇指压法

按摩时间：1～3分钟

按摩力度：轻

饮 食 宜 忌

忌食：辛辣、油腻食物。

宜食：鱼、鸡蛋、豆制品。

神经性尿频
帮孩子解除生活小尴尬

神经性尿频主要表现为孩子排尿次数频繁，一有尿意，必须立即排尿，无法控制，每次排尿量少。多发生在学龄前儿童，且男孩多于女孩。

取穴刮痧与刮拭流程

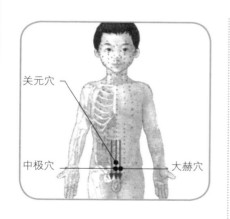

◆ 1. 用面刮法刮拭小腹的关元穴、中极穴、大赫穴。

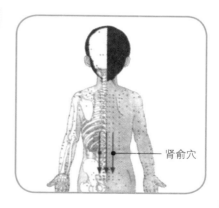

◆ 2. 用面刮法刮拭腰椎的肾俞穴。

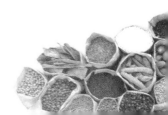

119

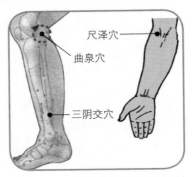

◆ 3. 用面刮法刮拭前臂阴面的尺泽穴；用平面按揉法按揉膝内侧的曲泉穴、三阴交穴。

刮痧方法

时间	运板	次数
10～15 分钟	面刮法 平面按揉法	每个部位20～30次

饮食配方

1.栗子10颗，切开两半，用开水煮一下，去壳取肉与芡实30克一同煮粥，加糖一匙。

2.遇事紧张导致尿频的患儿，可取7枚白果，加盐煮汤，口服。

3.蚕茧10只，水煮半熟时取汁，兑入糯米粥内，加糖一匙，有缩尿止遗功效。

取穴按摩与按摩步骤

精准取穴

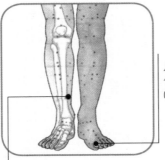

大敦穴在足大趾末节外侧，距趾甲角0.1寸处。

三阴交穴在人体小腿内侧，足内踝尖上3寸，即内踝上缘4指宽，踝尖正上方胫骨边缘凹陷处。

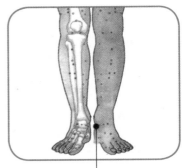

照海穴在足内侧内踝尖下方凹陷处。

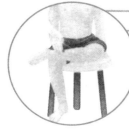

1

按摩穴位：三阴交

按摩手法：拇指压法

按摩时间：1～3分钟

按摩力度：适度

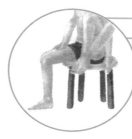

2

按摩穴位：大敦

按摩手法：拇指压法

按摩时间：3～5分钟

按摩力度：重

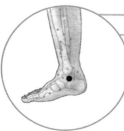

3

按摩穴位：照海

按摩手法：拇指压法

按摩时间：3～5分钟

按摩力度：重

注 意 事 项

父母要鼓励孩子将两次排尿间隙的时间尽可能延长，同时要少喝糖水、饮料，晚上临睡前不要让孩子喝过量的水。

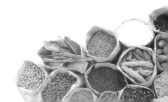

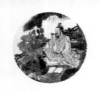

遗尿症

消除自卑，睡觉不再"画地图"

小儿遗尿是孩子的常见病证，主要表现为睡眠时尿床，且有部分患儿在清醒时也不能自控而排尿，且伴有多饮现象。小儿遗尿多发于婴幼儿时期，有的为一时行为，数月后消失，也有的是长期性的。当孩子逐渐进入学龄阶段，遗尿症会让其有严重的自卑心理，造成很大的精神负担。

取穴刮痧与刮拭流程

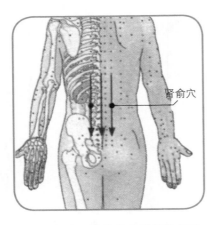

◆ 1. 用面刮法刮拭腰部的肾俞穴。

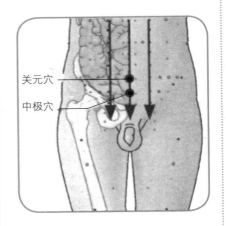

◆ 2. 用面刮法刮拭下腹部的关元穴、中极穴。

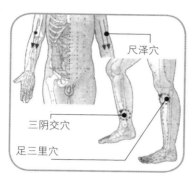

尺泽穴

三阴交穴

足三里穴

◆ 3. 用面刮法刮拭肘部的尺泽穴；用平面按揉法按揉小腿前方的足三里穴和小腿内侧的三阴交穴。

刮痧方法

时间	运板	次数
10～15分钟	面刮法	每个部位20～30次
	平面按揉法	

外治配方

　　葱白七八段，硫黄10克，共捣出汁，睡前敷脐上，晨时取下，连敷两三夜，如此肤敏感，需及时取下。

取穴按摩与按摩步骤

精准取穴

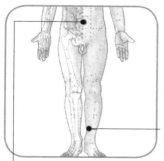

气海穴在下腹部，前正中线上，脐下1.5寸。

三阴交穴在人体小腿内侧，足内踝尖上3寸，即内踝上缘4指宽，踝尖正上方胫骨边缘凹陷处。

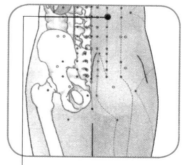

肾俞穴在腰部第三腰椎棘突下，后正中线旁开1.5寸。

123

按摩步骤

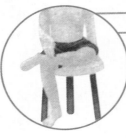

1

按摩穴位：三阴交

按摩手法：拇指压法

按摩时间：1～3分钟

按摩力度：适度

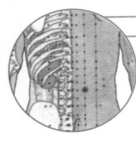

2

按摩穴位：肾俞

按摩手法：中指折压法

按摩时间：3～5分钟

按摩力度：重

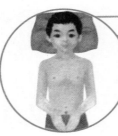

3

按摩穴位：气海

按摩手法：拇指压法

按摩时间：1～3分钟

按摩力度：轻

注 意 事 项

　　家长要注意帮孩子养成定时排尿的好习惯，每天晚上定时叫醒孩子排一次小便。白天，孩子不宜过度疲劳，晚饭后一般不要再喝过多的水。

新生儿黄疸

清热利湿，祛除婴儿"胎黄"

新生儿黄疸是指新生儿时期皮肤、黏膜及巩膜出现黄色的一种临床问题，发病原因较多，从中医角度来说主要分为湿热胎黄、寒湿胎黄、瘀血胎黄、胎黄动风四种类型，以目黄、身黄、小便黄为主要表现。轻症患儿一般在出生2天后发黄，10天左右可自行消退，可配合刮痧治疗，重症患儿将会反复发作，应及时到医院治疗。

取穴刮痧与刮拭流程

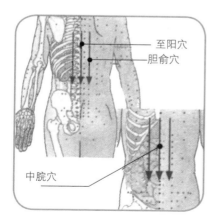

◆ 1. 用面刮法刮拭背部的至阳穴、胆俞穴；用同样方法刮拭腹部的中脘穴。

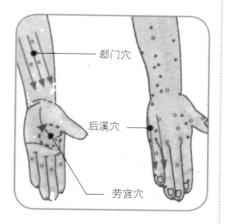

◆ 2. 用面刮法刮拭郄门穴和后溪穴；用平面按揉法按揉劳宫穴。

125

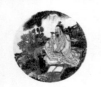

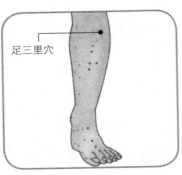

◆ 3. 用平面按揉法按揉小腿前方的足三里穴。

刮痧方法

时间	运板	次数
10~15 分钟	面刮法	每个部位20~30次
	平面按揉法	

饮食配方

1. 干姜红糖茶：干姜2克，切成细薄片，加入滚开水冲泡，焖数分钟后加红糖10克，去渣饮用。每日1剂，10天为一疗程。

2. 玉米芯茶：玉米芯20克，茶叶3克，红糖10克。共煎水，饮用，每日1剂，10天为一疗程。

取穴按摩与按摩步骤

精准取穴

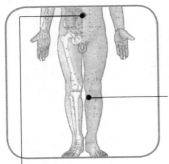

阴陵泉穴在人体的小腿内侧，膝下胫骨内侧凹陷处，与阳陵泉相对。

肓俞穴在人体腹中部，脐中旁开0.5寸处。

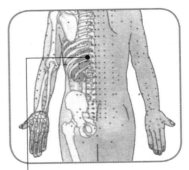

胆俞穴在人体背部，第十胸椎棘突下旁开1.5寸处。

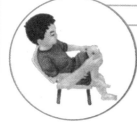

1

按摩穴位：阴陵泉

按摩手法：拇指压法

按摩时间：1～3分钟

按摩力度：重

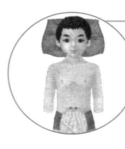

2

按摩穴位：肓俞

按摩手法：中指折压法

按摩时间：1～3分钟

按摩力度：重

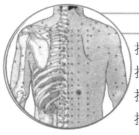

3

按摩穴位：胆俞

按摩手法：中指折压法

按摩时间：3～5分钟

按摩力度：适度

注 意 事 项

　　对于生理性黄疸，可不做特殊处理，适当喂葡萄糖水，多晒太阳即可。对于病理性黄疸，需尽早到医院就诊，积极寻找病因，对因治疗，以免出现严重的并发症。此外，存在高危因素能够导致黄疸出现，如血型、有遗传代谢性疾病家族史，建议产前及早做检查。

第三章　经络按摩刮痧治疗儿童常见病

流　涎
不让流口水成为小尴尬

中医认为涎为脾之液，流涎是唾液分泌过多或不能下咽的口涎外流现象。小儿流涎可由口腔炎症、面神经麻痹、脑炎后遗症及呆小病、消化不良等引起，主要表现为口中经常流涎，浸渍两颊及胸前，且口角周围出现粟米红疹及糜烂等，一般2～6岁体虚的孩子发病率较高。

取穴刮痧与刮拭流程

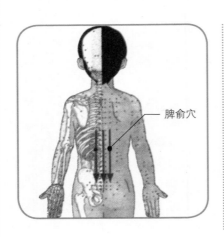

脾俞穴

◆ 1. 用面刮法刮拭背部的脾俞穴。

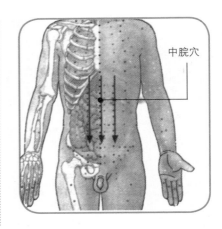

中脘穴

◆ 2. 用面刮法刮拭腹部的中脘穴。

128

图解儿童经络按摩刮痧小常识

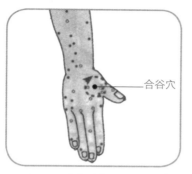

合谷穴

◆ 3. 用平面按揉法按揉第一、二掌骨间的合谷穴。

刮痧方法

时间	运板	次数
10~15 分钟	面刮法	每个部位20~30次
	平面按揉法	

饮食配方

米仁粥：米仁100克，生山楂20克，水650毫升。文火煮1小时，浓缩汤汁即成。每日分3次服食，空腹服，连服7天。

取穴按摩与按摩步骤

精准取穴

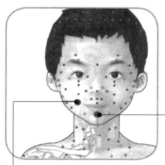

承浆穴在面部当颏唇沟的正中凹陷处。

地仓穴位于口角外侧，瞳孔直下位置处。

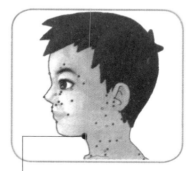

上廉泉穴在颈上部正中，下颌下缘与舌骨体之间凹陷处。

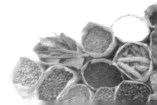

按摩步骤

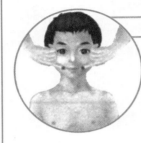

1

按摩穴位：地仓

按摩手法：食指压法

按摩时间：1~3分钟

按摩力度：重

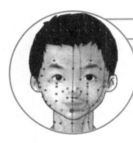

2

按摩穴位：承浆

按摩手法：食指压法

按摩时间：1~3分钟

按摩力度：重

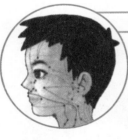

3

按摩穴位：上廉泉

按摩手法：食指压法

按摩时间：1~3分钟

按摩力度：适度

饮食宜忌

忌食：姜、蒜、辣椒。

宜食：绿豆汤、丝瓜汤、花生、虾、核桃。

癔　症
让孩子与未来和谐相处

　　小儿癔症多是由于心理疾患引起的，容易受环境的影响，同时身体的疾患也可能会引发孩子不正常的癔症心理，发病以女孩居多。

取穴刮痧与刮拭流程

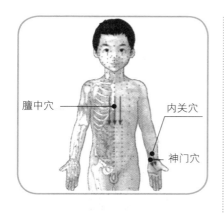

膻中穴

内关穴

神门穴

◆ 1. 用面刮法刮拭前胸的膻中穴；用同样方法刮拭前臂掌侧的内关穴、神门穴。

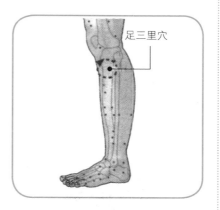

足三里穴

◆ 2. 用平面按揉法按揉小腿前方的足三里穴。

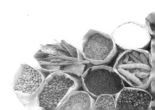

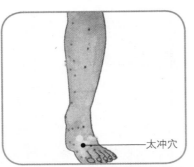

◆ 3．用垂直按揉法按揉足背上的太冲穴。

太冲穴

刮痧方法

时间	运板	次数
10～15 分钟	面刮法	每个部
	平面按揉法	位20～
	垂直按揉法	30次

饮食配方

　　核桃、芝麻各120克，大茴香、小茴香各12克，研细末，加入冰糖、蜂蜜、麻油、鲜牛奶各120克，文火炖2小时左右，成膏冷后装瓶备用。每次服核桃大的一团，每日3次。一般连服7天，病情可有好转。

取穴按摩与按摩步骤

精准取穴

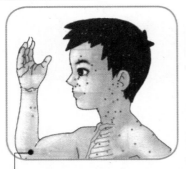

　　少海穴位于人体肘横纹内侧端与肱骨内上髁连线的中点的凹陷处。

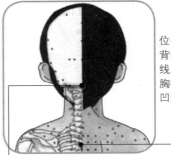

身柱穴位于人体后背部的正中线上，第三胸椎棘突下凹陷处。

　　风府穴位于人体的后颈部，后发际正中直上1寸，枕外隆凸直下，两侧斜方肌之间凹陷处。

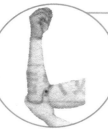

1

按摩穴位：少海

按摩手法：拇指压法

按摩时间：1～3分钟

按摩力度：适度

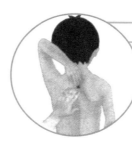

2

按摩穴位：身柱

按摩手法：中指折叠法

按摩时间：3～5分钟

按摩力度：重

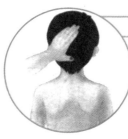

3

按摩穴位：风府

按摩手法：拇指压法

按摩时间：1～3分钟

按摩力度：重

注 意 事 项

　　父母在平时要合理安排儿童的生活，保证其睡眠充足，减少外界负面刺激，对于刺激性事件要及时转移孩子的注意力。

第三章　经络按摩刮痧治疗儿童常见病

夜 啼
不做"夜啼郎"

小儿夜啼多发于6～7个月的婴幼儿，最常见的是由于日间受惊吓或腹痛、消化不良，或饥饿、佝偻病、蛲虫感染所致，主要在入睡后15～30分钟发作，表现为突然惊恐、眼直视或紧闭、呼吸急促、心跳加快、出汗，持续约10分钟后再入睡，或辗转反侧、烦躁不安、啼哭不止，甚至通宵难以入睡，而日间安静。

取穴刮痧与刮拭流程

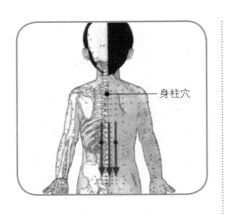

◆ 1. 用面刮法刮拭脊背部的身柱穴。

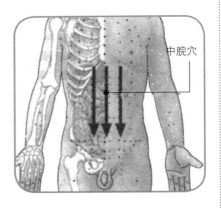

◆ 2. 用面刮法刮拭腹部的中脘穴。

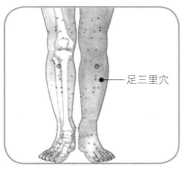

足三里穴

◆ 3. 用平面按揉法按揉小腿前方的足三里穴。

时间	运板	次数
10~15 分钟	面刮法	每个部位20~30次
	平面按揉法	

饮食配方

扁豆红枣茶：将扁豆炒好后磨成粉，每次煮4克扁豆粉，加入红枣泡水，每日喝3~4次。

取穴按摩与按摩步骤

精准取穴

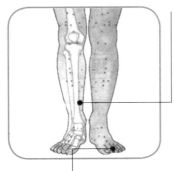

三阴交穴在人体小腿内侧，足内踝尖上3寸，即内踝上缘4指宽，踝尖正上方胫骨边缘凹陷处。

厉兑穴在足第二趾末节外侧，距趾甲角0.1寸。

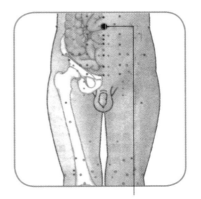

神阙穴在人体的腹中部，肚脐中央。

135

按摩步骤

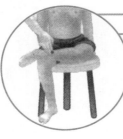

1

按摩穴位：三阴交

按摩手法：拇指压法

按摩时间：1～3分钟

按摩力度：适度

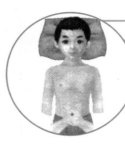

2

按摩穴位：神阙

按摩手法：全手压法

按摩时间：1～3分钟

按摩力度：轻

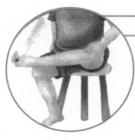

3

按摩穴位：厉兑

按摩手法：拇指压法

按摩时间：1～3分钟

按摩力度：适度

注 意 事 项

　　为了孩子拥有良好的睡眠质量，首先要适当掌控晚餐食量，且要适当饮水，其次要为孩子创造舒适的睡眠环境。

惊风
从源头上治疗惊风

小儿惊风又称为"小儿惊厥"，是一种小儿常见病，对年龄越小的孩子危害越大，主要表现为发病时四肢抽搐，伴高热、神昏。发病急骤的叫"急惊风"，常见于脑炎及其他感染性疾病。急惊风可在送医院的同时使用刮痧治疗，可缓解病情。手足徐动，发病缓慢，不伴高热神昏的叫"慢惊风"，见于缺钙、脱水、营养不良等。凡抽搐病因已明确者，及大脑发育不全、脑性瘫痪皆可照此法辅助治疗。

取穴刮痧与刮拭流程

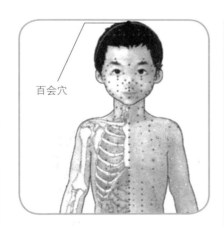

百会穴

◆ 1. 用角刮法刮拭头顶部的百会穴。

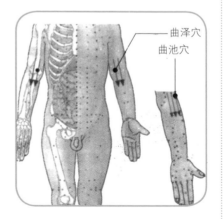

曲泽穴
曲池穴

◆ 2. 用面刮法刮拭手臂屈肘处的曲池穴和手臂阴面的曲泽穴。

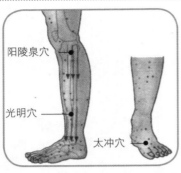

◆ 3. 用面刮法刮拭小腿外侧的阳陵泉穴和光明穴；用垂直按揉法按揉足部太冲穴。

刮痧方法

时间	运板	次数
10～15 分钟	角刮法	每个部位20～30次
	面刮法	
	垂直按揉法	

饮食配方

竹叶粳米粥：淡竹叶30克，粳米50克，冰糖适量。先将淡竹叶加水煎汤取汁，加入粳米煮成粥，拌入冰糖调味食用。每日2次，早晚食用，连食1周。

取穴按摩与按摩步骤

精准取穴

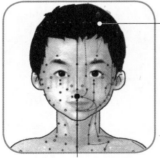

五处穴在人体的头部，前发际正中直上1寸，旁开1.5寸处。

水沟穴位于人体鼻柱下，人中沟的上1/3与中1/3的交点处；用指压时有强烈的压痛感。

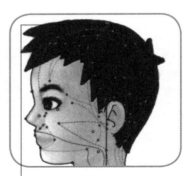

前顶穴在人体的头部，前发际正中直上3.5寸，即百会穴前1.5寸处。

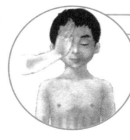

1

按摩穴位：五处

按摩手法：中指压法

按摩时间：1～3分钟

按摩力度：适度

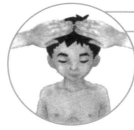

2

按摩穴位：前顶

按摩手法：中指压法

按摩时间：1～3分钟

按摩力度：轻

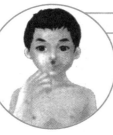

3

按摩穴位：水沟

按摩手法：食指压法

按摩时间：1～3分钟

按摩力度：重

饮食宜忌

忌食：鸡肉、油腻食品。

宜食：鲤鱼、米粥、冬瓜。

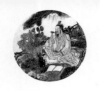

鼻 炎
帮助孩子呼吸新鲜空气

鼻炎是孩子多发的病证。由于儿童鼻窦口相对较大，自身抵抗力弱，一旦遇上感冒、扁桃体发炎等情况，很容易引发鼻炎。孩子感冒，父母应积极给孩子治疗，若是感冒持续一周以上，浓涕不见减少，就应考虑鼻炎的可能，及时给孩子采用按摩或者刮痧的方式辅助治疗。

取穴刮痧与刮拭流程

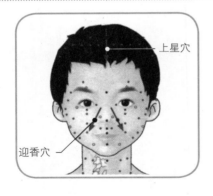

◆ 1. 用角刮法刮拭前顶部上星穴；用同样方法刮拭鼻翼外两旁迎香穴。

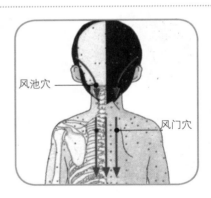

◆ 2. 用面刮法刮拭后脑部风池穴；用同样方法刮拭脊背部风门穴。

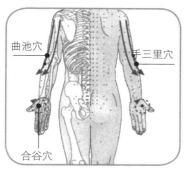

曲池穴
手三里穴
合谷穴

◆ 3．用疏理经气法从上往下刮拭手前臂阳面曲池穴、手三里穴；用平面按揉法按揉合谷穴。

刮痧方法

时间	运板	次数
10～20分钟	角刮法	每个部位20～30次
	面刮法	
	疏理经气法	
	平面按揉法	

饮食配方

苍耳子10克，辛夷花10克，水煎服。

取穴按摩与按摩步骤

精准取穴

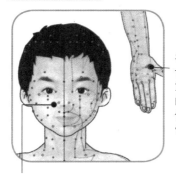

合谷穴在当拇指和食指伸张时，第一、二掌骨的中点，稍微偏向第二掌骨处。

迎香穴在鼻翼外缘中点旁，当鼻唇沟中。

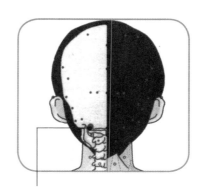

风池穴位于人体的后颈部，后头骨下，两条大筋外缘陷窝中，大概与耳垂齐平。

按摩步骤

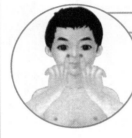

1

按摩穴位：迎香
按摩手法：食指压法
按摩时间：1～3分钟
按摩力度：适度

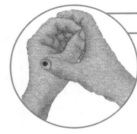

2

按摩穴位：合谷
按摩手法：拇指压法
按摩时间：1～3分钟
按摩力度：重

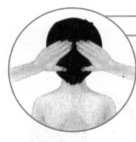

3

按摩穴位：风池
按摩手法：拇指压法
按摩时间：1～3分钟
按摩力度：重

饮食宜忌

忌食：辛辣、油腻、快餐类食品。

宜食：水果、蔬菜、豆制品。

口 疮
消灭孩子口中的"邪火"

口疮是一种常见的小儿口腔疾病，是脾胃积热或心火上炎而致，亦有由虚火上浮而发者，主要表现为孩子口腔黏膜出现淡黄色或者灰白色小溃疡，且伴有发热、流涎、拒食、烦躁和口痛等。2～4岁儿童易受感染。

取穴刮痧与刮拭流程

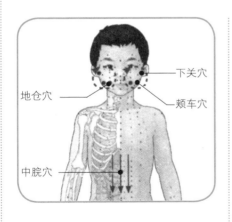

◆ 1. 用平面按揉法按揉脸部地仓穴，并从地仓穴刮到下关穴、颊车穴一带；用面刮法刮拭腹部中脘穴。

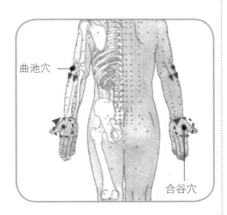

◆ 2. 在手臂阳面用面刮法刮拭曲池穴；用平面按揉法按揉合谷穴。

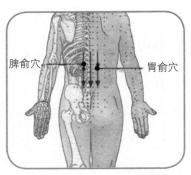

脾俞穴 —————— 胃俞穴

◆ 3.用面刮法刮拭脊背部
脾俞穴、胃俞穴。

刮痧方法

时间	运板	次数
10~15 分钟	平面按揉法 面刮法	每个部位20~30次

饮食配方

1.竹叶饮：鲜竹叶一把，洗净，入水加冰糖适量，煮沸片刻，代茶饮。

2.番茄汁：番茄数个，洗净，用沸水浸泡，剥皮去籽，用洗净纱布包绞汁液，含漱，每日数次。

取穴按摩与按摩步骤

精准取穴

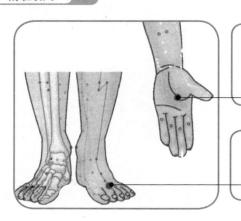

劳宫穴在人体的手掌心，即握拳屈指时中指尖所在的部位。

内庭穴在足的次趾与中趾之间，脚叉缝尽处的凹陷中。

144

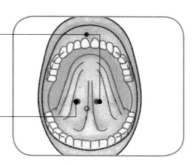

玉液穴位于口腔内舌系带右侧，舌下神经伴行静脉可见部分的中点处。

金津穴位于口腔内舌系带左侧，舌下神经伴行静脉可见部分的中点处。

按摩步骤

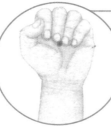

1

按摩穴位：劳宫

按摩手法：拇指压法

按摩时间：1～3分钟

按摩力度：重

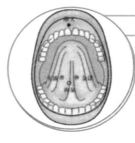

2

按摩穴位：

玉液、金津

叩齿：

上下牙齿轻叩36次

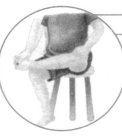

3

按摩穴位：内庭

按摩手法：拇指压法

按摩时间：1～3分钟

按摩力度：适度

饮食宜忌

忌食：荔枝、鸡肉、辛辣食物。

宜食：动物肝脏、瘦肉、鱼类、新鲜蔬菜和水果。

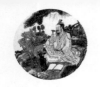

牙 痛
赶走惨过大病的小病

　　牙痛是发生于牙齿本身或其邻近组织的疾病，主要症状为牙齿及牙龈红肿、疼痛，大多是孩子平时不注意口腔卫生，或吃了很多零食而导致的，在儿童当中非常普遍。家长要在平时督促孩子养成早晚刷牙、饭后漱口的好习惯，预防孩子出现牙痛症状。

取穴刮痧与刮拭流程

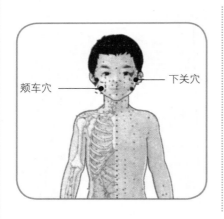

颊车穴

下关穴

◆ 1. 用平面按揉法按揉下关穴、颊车穴。

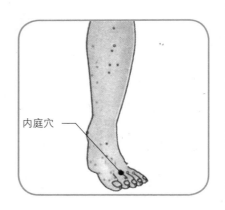

内庭穴

◆ 2. 用垂直按揉法按揉内庭穴。

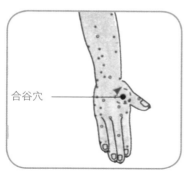

◆ 3. 用平面按揉法按揉合谷穴。

刮痧方法

时间	运板	次数
10～15 分钟	平面按揉法	每个部位20～
	垂直按揉法	30次

饮食配方

取新鲜生姜6克洗净切成薄片，与50克淘净粳米共入砂锅，加入清水煮成稀薄粥。日服2次，温热服食。

取穴按摩与按摩步骤

精准取穴

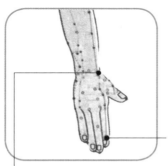
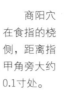

商阳穴在食指的桡侧，距离指甲角旁大约0.1寸处。

阳溪穴在腕背横纹桡侧，拇指向上翘起时，当拇短伸肌腱与拇长伸肌腱之间的凹陷中。

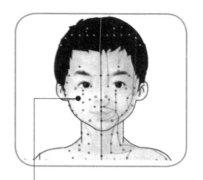

颧髎穴位于人体面部，当目外眦直下，颧骨下缘凹陷处。

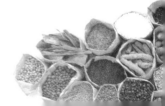

147

按摩步骤

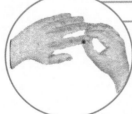

1

按摩穴位：商阳

按摩手法：拇指压法

按摩时间：1～3分钟

按摩力度：轻

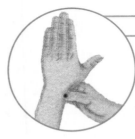

2

按摩穴位：阳溪

按摩手法：拇指压法

按摩时间：1～3分钟

按摩力度：重

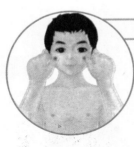

3

按摩穴位：颧髎

按摩手法：拇指压法

按摩时间：1～3分钟

按摩力度：适度

饮食宜忌

忌食：冷饮，辛辣、酸性、油腻食品。

宜食：南瓜、西瓜、绿豆、萝卜。

咽喉炎
保护孩子的"咽喉要道"

咽喉炎是细菌或病毒引起的一种疾病，多发生在气候干燥的冬春两季，伴随鼻炎、扁桃体炎等疾病发生，主要症状为咽喉部干痒、灼热，刷牙时常引起反射性恶心、呕吐，可分为急性和慢性两种。急性咽喉炎若治疗不彻底而反复发作，就容易转为慢性咽喉炎。

取穴刮痧与刮拭流程

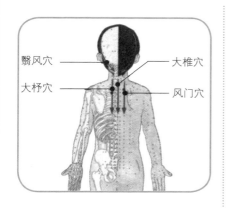

翳风穴
大杼穴
大椎穴
风门穴

◆ 1. 用单角刮法刮拭耳后翳风穴；用面刮法刮拭背部大椎穴、大杼穴和风门穴。

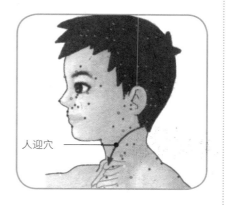

人迎穴

◆ 2. 用面刮法刮拭前颈部外侧的人迎穴。

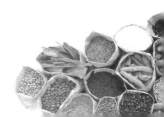

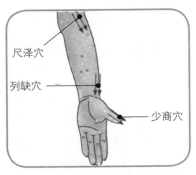

◆ 3. 用面刮法从上往下刮拭手臂阴面的尺泽穴、列缺穴和少商穴。

刮痧方法

时间	运板	次数
10~15 分钟	单角刮法 面刮法	每个部位20~ 30次

饮食配方

梨汁：大梨1个，去皮切碎，捣取汁，加适量开水调和，分若干次徐徐吞咽。

取穴按摩与按摩步骤

精准取穴

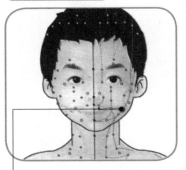

颊车穴位于下颌角前上方大约1横指（中指）处，按之凹陷处（在耳下1寸左右），用力咬牙时，咬肌隆起的地方。

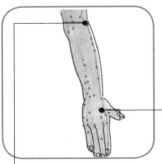

合谷穴在当拇指和食指伸张时，第一、二掌骨的中点，稍微偏向第二掌骨处。

曲池穴位于屈肘成直角时，肘弯横纹外侧端与肱骨外上髁连线中点处。

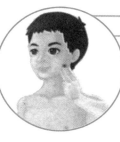

1

按摩穴位：颊车

按摩手法：中指折叠法

按摩时间：1～3分钟

按摩力度：适度

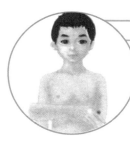

2

按摩穴位：曲池

按摩手法：拇指压法

按摩时间：1～3分钟

按摩力度：适度

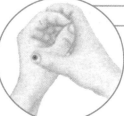

3

按摩穴位：合谷

按摩手法：拇指压法

按摩时间：1～3分钟

按摩力度：重

第三章　经络按摩刮痧治疗儿童常见病

饮食宜忌

忌食：姜、花椒、芥末、大蒜等辛辣之物。

宜食：橘子、菠萝、甘蔗、鸭梨、苹果。

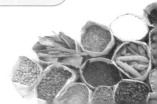

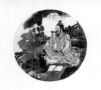

扁桃体炎

保持孩子的喉咙湿润，不肿痛

　　小儿扁桃体炎是一种儿童多发病、常见病，是因风热外侵，肺经有热，邪热传里，肺胃热盛搏结于喉而致，主要症状为喉核红肿疼痛，状如蚕蛾，表面或有黄白色脓样分泌物，多发于春秋两季。孩子若是遇到寒冷、潮湿、过度劳累、有害气体刺激以及上呼吸道有慢性病等因素就容易引起扁桃体炎，家长要特别注意。

取穴刮痧与刮拭流程

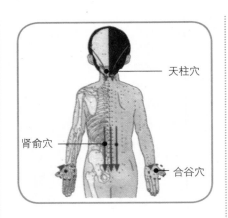

天柱穴

肾俞穴

合谷穴

◆ 1. 用角刮法刮拭后颈部的天柱穴；用面刮法刮拭腰部的肾俞穴一带；用平面按揉法按揉合谷穴。

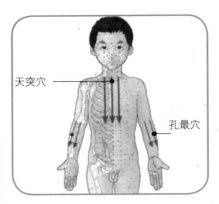

天突穴

孔最穴

◆ 2. 用面刮法刮拭手臂的孔最穴和前胸的天突穴一带。

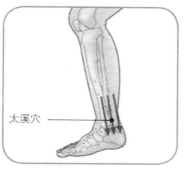

◆ 3. 用角刮法刮拭太溪穴一带。

太溪穴

刮痧方法

时间	运板	次数
10～20 分钟	角刮法	每个部位20～30次
	面刮法	
	平面按揉法	

饮食配方

无花果冰糖饮：取无花果60克，入锅浓煎，加入适量冰糖调味。每日1剂，早晚各1次。

取穴按摩与按摩步骤

精准取穴

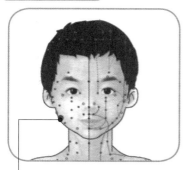

颊车穴位于下颌角前上方大约1横指（中指）处，按之凹陷处（在耳下1寸左右），用力咬牙时，咬肌隆起的地方。

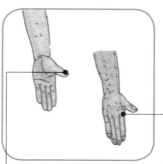

微微握拳，三间穴在食指的桡侧，第二掌骨小头后的凹陷处。

少商穴在拇指指尖的桡侧，距离指甲角约0.1寸处。

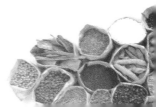

按摩步骤

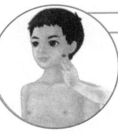

1

按摩穴位：颊车

按摩手法：中指折叠法

按摩时间：1～3分钟

按摩力度：适度

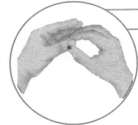

2

按摩穴位：少商

按摩手法：拇指压法

按摩时间：1～3分钟

按摩力度：轻

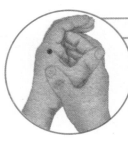

3

按摩穴位：三间

按摩手法：拇指压法

按摩时间：1～3分钟

按摩力度：轻

饮食宜忌

忌食：辛辣、油腻食物和冷饮。

宜食：牛奶、豆制品、鸡蛋、富含维生素C的水果。

斜 视
看准方向，正视前方

斜视表现为两眼不能同时注视目标，属于眼外肌疾病。儿童患斜视主要是单眼性内斜，一般是由于看电视、看电脑、打游戏、斜卧床上看书等，视力因有差别而集中于一侧，长此以往，视力差的孩子易导致内斜视。

取穴刮痧与刮拭流程

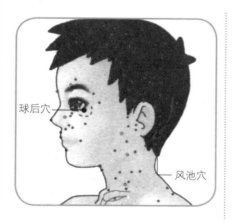

球后穴

风池穴

◆ 1. 用平面按揉法按揉眼眶球后穴；用角刮法刮拭风池穴。

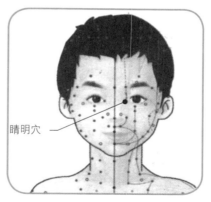

睛明穴

◆ 2. 用垂直按揉法按揉睛明穴。

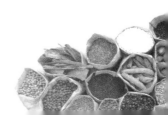

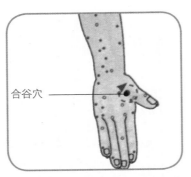

合谷穴

◆ 3. 用平面按揉法按揉第一、二掌骨间的合谷穴。

刮痧方法

时间	运板	次数
10~15 分钟	平面按揉法	每个部位20~30次
	角刮法	
	垂直按揉法	

注 意 事 项

预防孩子斜视要从小培养孩子良好的生活习惯，注意观察孩子头的位置，不能经常偏向一侧。在孩子看书、看电视时随时调整孩子的坐姿，养成正确的学习、用眼习惯。

取穴按摩与按摩步骤

精准取穴

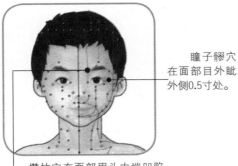

瞳子髎穴在面部目外眦外侧0.5寸处。

攒竹穴在面部眉头内端凹陷中，眶上切迹处。

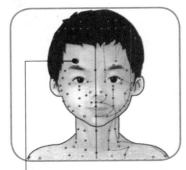

阳白穴在人体面部，瞳孔的直上方，距离眉毛上缘约1寸处。

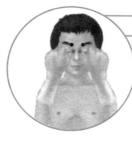

1

按摩穴位：攒竹

按摩手法：拇指压法

按摩时间：1～3分钟

按摩力度：适度

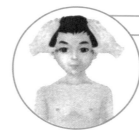

2

按摩穴位：瞳子髎

按摩手法：拇指压法

按摩时间：1～3分钟

按摩力度：重

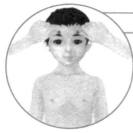

3

按摩穴位：阳白

按摩手法：拇指压法

按摩时间：1～3分钟

按摩力度：轻

饮食宜忌

忌食：辛辣、炸、烤食物。

宜食：水果、动物肝脏、海带。

近视

摘掉"酒瓶底"，看近又看远

近视是指在视网膜的前面成像，远处的物体聚焦不准的一种状态，是由于角膜和视网膜之间距离过长，相当于眼睛晶状体的折射力过强等原因引起的。近视被认为与遗传因素有密切关系。儿童调节晶状体折射力的睫状肌很有弹力，一旦睫状肌紧张，就容易导致近视。孩子看书、玩电脑游戏、看电视时间过长，或用眼习惯不好都容易导致近视。

取穴刮痧与刮拭流程

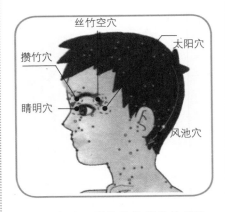

◆ 1. 用平面按揉法按揉眼睛四周的攒竹穴、丝竹空穴；用同样方法按揉睛明穴、太阳穴；用角刮法刮拭风池穴。

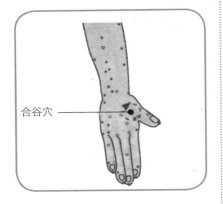

◆ 2. 用平面按揉法按揉第一、二掌骨之间偏于第二掌骨的合谷穴。

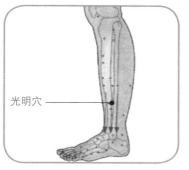

◆ 3. 用面刮法刮拭小腿外侧的光明穴。

光明穴

刮痧方法

时间	运板	次数
10～15分钟	平面按揉法	每个部位20～30次
	角刮法	
	面刮法	

注意事项

　　家长要严格控制孩子的看书、看电视、上网时间，预防近视发生；带领孩子经常参加户外运动，眺望远处景色，缓解眼疲劳。

取穴按摩与按摩步骤

精准取穴

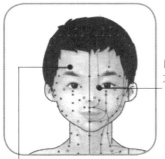

睛明穴在目内眼角稍上方的凹陷处。

阳白穴在人体面部，瞳孔的直上方，距离眉毛上缘约1寸处。

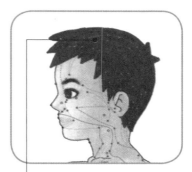

目窗穴在人体的头部，前发际上1.5寸，瞳孔直上处。

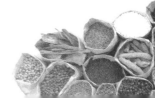

按摩步骤

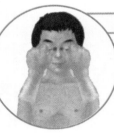

1

按摩穴位：晴明

按摩手法：拇指压法

按摩时间：1～3分钟

按摩力度：轻

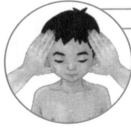

2

按摩穴位：目窗

按摩手法：二指压法

按摩时间：1～3分钟

按摩力度：轻

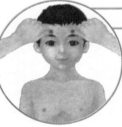

3

按摩穴位：阳白

按摩手法：拇指压法

按摩时间：1～3分钟

按摩力度：轻

饮食宜忌

忌食：大蒜、辣椒、生姜。

宜食：胡萝卜、鳗鱼、猪肉、动物肝脏。

角膜炎
为眼睛寻找最健康的保护伞

角膜炎是因角膜创伤，细菌及病毒侵入角膜引起的炎症，主要表现为患儿的眼睛有异物感、刺痛甚至烧灼感。炎症致球结膜表面混合性充血，伴有怕光、流泪、视力障碍和分泌物增加等，角膜表面浸润可有溃疡形成。病情严重须及时就医。可辅之以下列刮痧与按摩方法。

取穴刮痧与刮拭流程

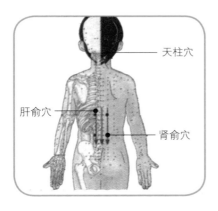

◆ 1. 用面刮法刮拭后脑部的天柱穴；用同样方法刮拭背部的肝俞穴、肾俞穴。

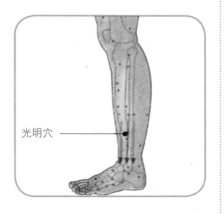

◆ 2. 用面刮法刮拭小腿外侧的光明穴。

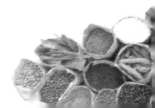

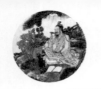

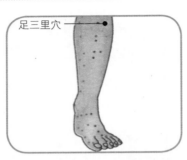

◆ 3. 用平面按揉法按揉小腿前方的足三里穴。

足三里穴

刮痧方法

时间	运板	次数
10～15分钟	面刮法	每个部位20～30次
	平面按揉法	

取穴按摩与按摩步骤

精准取穴

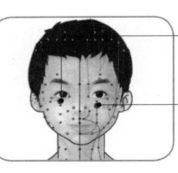

承泣穴位于面部，瞳孔直下，眼球与眶下缘之间。

四白穴位于人体面部，瞳孔直下，眼眶下凹陷处。

角孙穴在人体的头部，折耳郭向前，当耳尖直上入发际处。

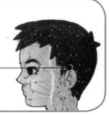

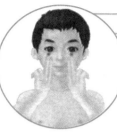

1

按摩穴位：承泣

按摩手法：中指压法

按摩时间：1～3分钟

按摩力度：轻

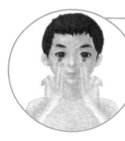

2

按摩穴位：四白

按摩手法：中指压法

按摩时间：1～3分钟

按摩力度：适度

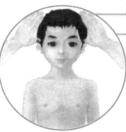

3

按摩穴位：角孙

按摩手法：拇指压法

按摩时间：1～3分钟

按摩力度：重

饮食宜忌

忌食：辛辣食品、韭菜、荠菜、海鲜。

宜食：胡萝卜、南瓜、番茄、红枣、瘦肉、动物肝脏、大豆。

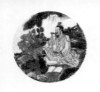

夜盲症
为孩子的黑夜寻找光明

　　夜盲症是一种眼病，是指在夜间或者光线昏暗的地方或环境下视物不清，主要是视网膜杆状细胞缺乏合成视紫红质的原料或杆状细胞本身的病变而导致的。根据发病来源的不同，可分为先天性（遗传的原因）、后天性（因视神经萎缩、脉络膜视网膜炎等）和全身性（因营养不良、肝脏疾病或消化道疾病等）三类。

取穴刮痧与刮拭流程

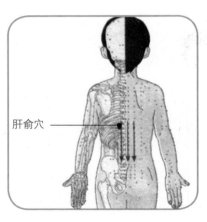

肝俞穴

◆ 1. 用面刮法刮拭背部的肝俞穴。

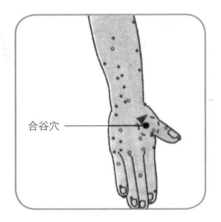

合谷穴

◆ 2. 用平面按揉法按揉第一、二掌骨间的合谷穴。

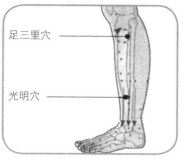

足三里穴

光明穴

◆ 3. 用平面按揉法按揉足三里穴；用面刮法刮拭小腿侧面的光明穴。

时间	运板	次数
10～15分钟	面刮法 平面按揉法	每个部位20～30次

饮食配方

羊肝丸：由夜明砂250克，当归120克，木贼200克，蝉蜕100克，羊肝500克组成，制成蜜丸。每次服10克，每日2次，适用于多种夜盲症。

取穴按摩与按摩步骤

精准取穴

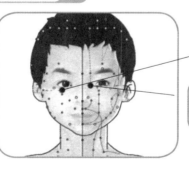

承泣穴位于面部，瞳孔直下，眼球与眶下缘之间。

睛明穴在目内眼角稍上方的凹陷处。

足三里穴位于小腿前外侧，犊鼻穴下3寸，距胫骨前嵴1横指（中指）处。

风池穴位于人体的后颈部，后头骨下，两条大筋外缘陷窝中，大概与耳垂齐平。

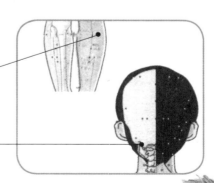

第三章 经络按摩刮痧治疗儿童常见病

按摩步骤

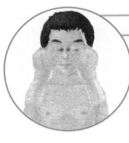

1

按摩穴位：晴明

按摩手法：拇指压法

按摩时间：1～3分钟

按摩力度：轻

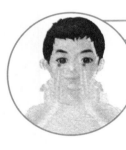

2

按摩穴位：承泣

按摩手法：中指压法

按摩时间：1～3分钟

按摩力度：轻

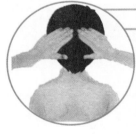

3

按摩穴位：风池

按摩手法：拇指压法

按摩时间：1～3分钟

按摩力度：重

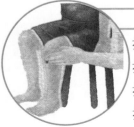

4

按摩穴位：足三里

按摩手法：中指折叠法

按摩时间：1～3分钟

按摩力度：重

眼疲劳
让孩子的眼睛不再疲劳

　　眼疲劳是一种眼科常见病，主要表现为眼干、眼涩、眼酸胀，视物模糊甚至视力下降，直接影响着孩子的学习与生活。孩子平时看电脑、看书或看电视很长时间之后，就容易出现眼疲劳的情况，这种情况一旦严重，就会引发一系列的眼部疾病，因此家长应当给予高度重视。

取穴刮痧与刮拭流程

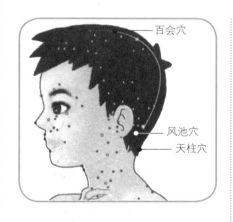

　　◆ 1. 用角刮法刮拭全头，重点刮拭百会穴；用面刮法刮拭风池穴、天柱穴。

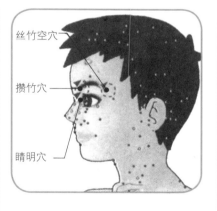

　　◆ 2. 用平面按揉法按揉眼睛四周的攒竹穴、丝竹空穴；用同样方法按揉睛明穴。

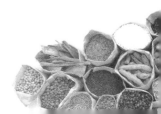

图解儿童经络按摩刮痧小常识

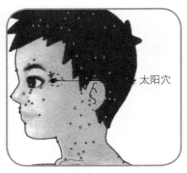

太阳穴

◆ 3. 用平面按揉法按揉太阳穴。

刮痧方法

时间	运板	次数
10～15 分钟	角刮法	每个部
	面刮法	位20～
	平面按揉法	30次

饮食配方

玉米仁粥：取玉米仁30克，将玉米仁捣碎，煮为粥。空腹食用，具有明目功效。

取穴按摩与按摩步骤

精准取穴

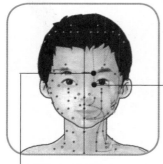

睛明穴在目内眼角稍上方的凹陷处。

攒竹穴在面部眉头内端凹陷中，眶上切迹处。

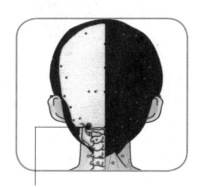

风池穴位于人体的后颈部，后头骨下，两条大筋外缘陷窝中，大约与耳垂齐平。

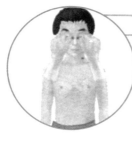

1

按摩穴位：睛明

按摩手法：拇指压法

按摩时间：1～3分钟

按摩力度：轻

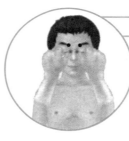

2

按摩穴位：攒竹

按摩手法：拇指压法

按摩时间：1～3分钟

按摩力度：适度

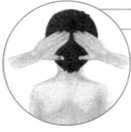

3

按摩穴位：风池

按摩手法：拇指压法

按摩时间：1～3分钟

按摩力度：重

第三章 经络按摩刮痧治疗儿童常见病

饮 食 宜 忌

忌食：大蒜、巧克力。

宜食：动物肝脏、坚果、鸡蛋黄、菠菜、胡萝卜、香菜。

目赤肿痛

不患"红眼病"，扑灭肝中火

目赤肿痛俗称"红眼"或"暴发火眼"，表现为眼睛红肿、迎风流泪、目涩、怕光。儿童活泼好动，手上经常沾上细菌，一揉眼睛就很容易感染引起目赤肿痛。另外，风热湿邪或肝胆火邪侵袭目窍，也容易引起此病。

取穴刮痧与刮拭流程

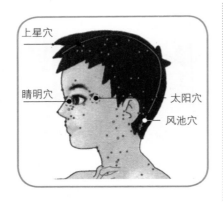

◆ 1. 用面刮法刮拭上星穴；用平面按揉法按揉太阳穴和睛明穴；用角刮法刮拭后发际风池穴。

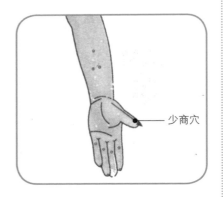

◆ 2. 用角刮法刮拭拇指侧的少商穴。

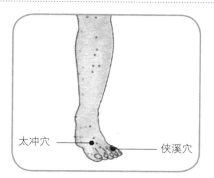

太冲穴　　　　　　　　　侠溪穴

◆ 3. 用垂直按揉法按揉侠溪穴和太冲穴。

刮痧方法

时间	运板	次数
10～15分钟	面刮法	每个部位20～30次
	平面按揉法	
	角刮法	
	垂直按揉法	

饮食配方

明目茶：桑叶、菊花、谷精草、密蒙花各6克，泡水饮用，有疏散风热、清肝明目之效，可用于风热目赤肿痛的患儿。

取穴按摩与按摩步骤

精准取穴

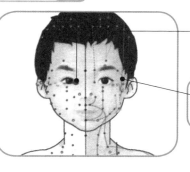

睛明穴在目内眼角稍上方的凹陷处。

太阳穴在颞部，当眉梢与目外眦之间，向后约1横指（中指）凹陷处。

阳谷穴在人体的手腕尺侧，当尺骨茎突与三角骨之间的凹陷处。

天柱穴位于后颈部，头骨下方脖颈处有一块突起的肌肉（斜方肌），此肌肉外侧凹陷处，后发际正中旁开1.3寸。

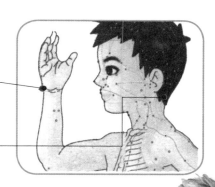

按摩步骤

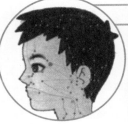

1

按摩穴位：太阳
按摩手法：拇指压法
按摩时间：1～3分钟
按摩力度：适度

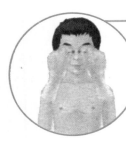

2

按摩穴位：睛明
按摩手法：拇指压法
按摩时间：1～3分钟
按摩力度：轻

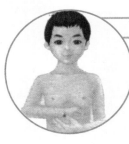

3

按摩穴位：阳谷
按摩手法：拇指压法
按摩时间：1～3分钟
按摩力度：适度

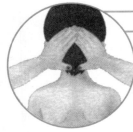

4

按摩穴位：天柱
按摩手法：拇指压法
按摩时间：1～3分钟
按摩力度：轻

视物模糊

还孩子一双明亮的眼睛

视物模糊往往是因为孩子学习或者看电视、打游戏时间过长而引起的，这种情况应该尽快帮孩子治疗，否则时间一长就会导致孩子假性近视。

取穴刮痧与刮拭流程

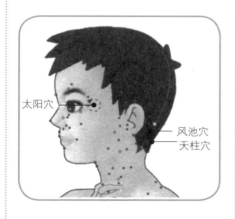

◆ 1. 用平面按揉法按揉外眼角外侧的太阳穴；用面刮法从上往下分段刮拭后脑部的风池穴、天柱穴。

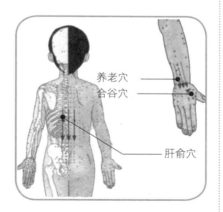

◆ 2. 用面刮法刮拭脊背部的肝俞穴；用平面按揉法按揉手臂阳面的合谷穴；用面刮法刮拭养老穴。

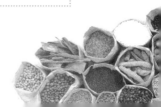

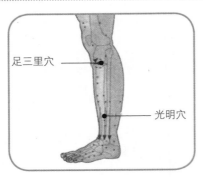

足三里穴

光明穴

◆ 3. 用平面按揉法按揉小腿前方的足三里穴；用面刮法刮拭小腿外侧的光明穴。

刮痧方法

时间	运板	次数
10～15分钟	平面按揉法 面刮法	每个部位20～30次

注意事项

　　视物模糊往往是假性近视的前兆，父母要监督孩子科学用眼，不在光线昏暗或特别明亮的地方看书，不长时间看书或看电视，注意双眼的休息。同时要注意孩子的坐姿，眼睛距离书本30厘米，书本与桌面呈30°～40°角。另外，要保持充足的睡眠，尽量保持在8小时以上。

取穴按摩与按摩步骤

精准取穴

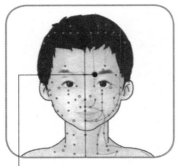

攒竹穴在面部眉头内端凹陷中，眶上切迹处。

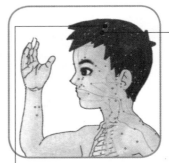

目窗穴在人体的头部，前发际上1.5寸，瞳孔直上即是。

承光穴在人体的头部，前发际正中直上2.5寸，旁开1.5寸处。

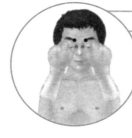

1

按摩穴位：攒竹

按摩手法：拇指压法

按摩时间：1～3分钟

按摩力度：适度

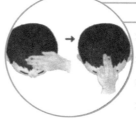

2

按摩穴位：承光

按摩手法：二指压法

按摩时间：1～3分钟

按摩力度：适度

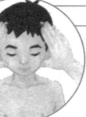

3

按摩穴位：目窗

按摩手法：二指压法

按摩时间：1～3分钟

按摩力度：轻

饮食宜忌

忌食：大蒜、生姜、辣椒。

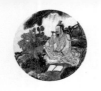

支气管炎

杜绝孩子成为"老慢支"

支气管炎在幼儿时期很常见，一年四季都可发病，在冬春季节达到高峰。支气管炎大都继发于上呼吸道感染，发病过程伴随鼻塞、流涕、咳嗽、发热等症状。然而，婴幼儿时期，有一种特殊类型的支气管炎，称喘息性支气管炎，多见于2岁以下的小儿，往往有湿疹及过敏病史，若治疗不及时，易发展成为支气管哮喘，家长应该特别注意。

取穴刮痧与刮拭流程

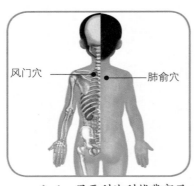

风门穴　　肺俞穴

◆ 1. 用面刮法刮拭背部风门穴、肺俞穴。

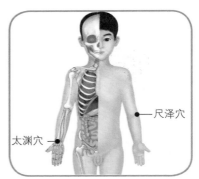

尺泽穴

太渊穴

◆ 2. 用面刮法从上往下分别刮拭上肢的尺泽穴、太渊穴。

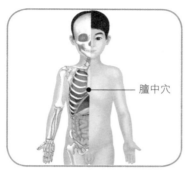

膻中穴

◆ 3. 用面刮法刮拭前胸的膻中穴。

刮痧方法

时间	运板	次数
10～15分钟	面刮法	每个部位20～30次

饮食配方

木瓜腌黄糖：木瓜去籽后切成片，用黄糖腌制，每次吃一两片木瓜。

取穴按摩与按摩步骤

精准取穴

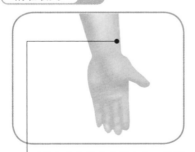

列缺穴在桡骨茎突的上方，腕横纹上1.5寸处。

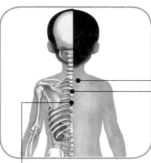

大杼穴在人体背部，第一胸椎棘突下，后正中线旁开1.5寸。

巨阙俞穴在背部当第四胸椎棘突下凹陷处。

灵台穴在背部后正中线上第六胸椎棘突下凹陷处。

按摩步骤

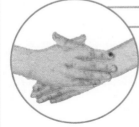

1

按摩穴位：列缺
按摩手法：食指压法
按摩时间：1~3分钟
按摩力度：轻

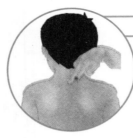

2

按摩穴位：大杼
按摩手法：中指折叠法
按摩时间：1~3分钟
按摩力度：适度

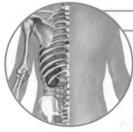

3

按摩穴位：灵台
按摩手法：中指折叠法
按摩时间：1~3分钟
按摩力度：适度

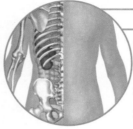

4

按摩穴位：巨阙俞
按摩手法：中指折叠法
按摩时间：1~3分钟
按摩力度：适度

气 喘

别让孩子喘气大如牛

小儿气喘的发病常与外部环境的变化有关。另外，家族病史对孩子的影响也很大。预防小儿气喘，父母要做好前期保护工作，尽量避免环境引发的病证，需特别留意孩子是否有呼吸衰竭的征兆，例如嘴唇发紫、用力呼吸但胸部起伏小、呼吸音微弱、急躁不安、意识改变等缺氧表现，遇到这种紧急的状况，应该尽快就医，遵医嘱住院检查治疗。在日常生活中，父母可以通过按摩和刮痧来预防孩子气喘的发生，具有较好的效果。

取穴刮痧与刮拭流程

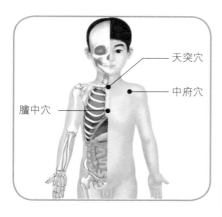

天突穴

中府穴

膻中穴

◆ 1. 用角刮法刮拭前胸天突穴、中府穴至膻中穴一带，由上到下，由内向外。

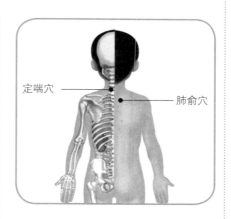

定喘穴

肺俞穴

◆ 2. 用面刮法刮拭背部脊椎定喘穴至肺俞穴。

179

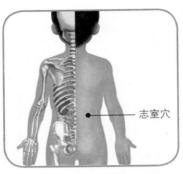

志室穴

◆ 3. 用面刮法刮拭腰部志室穴一带。

刮痧方法

时间	运板	次数
10～15分钟	角刮法	每个部位20～30次
	面刮法	

注 意 事 项

　　避免使用地毯、毛棉制品。尽量不饲养猫、狗、鸟等小动物。父母不要在家中吸烟，家中要经常打扫卫生。同时要注意控制室内湿度。

取穴按摩与按摩步骤

精准取穴

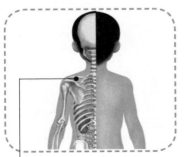

肩井穴位于人体肩上，前直乳中穴，大椎与肩峰端连线的中点处。

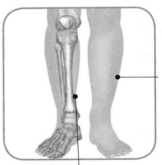

丰隆穴位于足外踝上8寸（大约在外膝眼与外踝尖的连线中点）处。

三阴交穴在人体小腿内侧，足内踝尖上3寸，即内踝上缘4指宽，踝尖正上方胫骨边缘凹陷处。

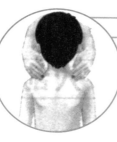

1

按摩穴位：肩井

按摩手法：中指压法

按摩时间：3～5分钟

按摩力度：重

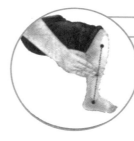

2

按摩穴位：丰隆

按摩手法：三指压法

按摩时间：1～3分钟

按摩力度：适度

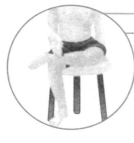

3

按摩穴位：三阴交

按摩手法：拇指压法

按摩时间：1～3分钟

按摩力度：适度

饮 食 宜 忌

忌食：鱼、虾等海鲜，过咸过甜食物。

宜食：豆类及豆制品、苹果、蔬菜。

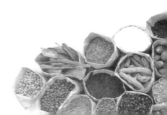

第三章　经络按摩刮痧治疗儿童常见病

支气管肺炎

呵护孩子的肺，畅快呼吸

　　支气管肺炎是孩子常患肺炎的一种。孩子肺炎多由病毒、细菌及支原体引起，孩子一旦感冒，应该赶快治疗，并细心观察孩子，预防出现支气管肺炎。小儿支气管肺炎多为急症，常表现为发热、咳嗽、睡眠不安、腹泻、恶心、呕吐等。中医疗法对小儿支气管肺炎有显著疗效，父母可以通过按摩和刮痧的方法为孩子辅助治疗，能有效预防发病或缩短病程，减少孩子的痛苦。

取穴刮痧与刮拭流程

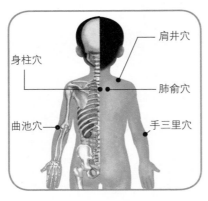

身柱穴　肩井穴　肺俞穴　曲池穴　手三里穴

◆ 1. 用面刮法刮拭身柱穴、肺俞穴；用同样方法从内向外刮拭肩部肩井穴；用疏理经气法从上往下刮拭手臂阳面曲池穴、手三里穴。

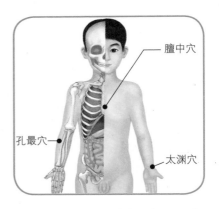

膻中穴　孔最穴　太渊穴

◆ 2. 用面刮法从上往下刮拭前胸膻中穴；用同样方法刮拭手臂阴面孔最穴、太渊穴。

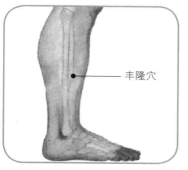

丰隆穴

◆ 3. 用面刮法刮拭小腿外侧丰隆穴。

刮痧方法

时间	运板	次数
10～20 分钟	面刮法	每个部位20～30次
	疏理经气法	

注意事项

患有支气管炎且经常反复的患儿，父母平时要帮助其加强体育锻炼，提高免疫力，多喝水，促进代谢、循环，同时要注意保持居室空气湿度，避免过度干燥的空气吸入气管。

取穴按摩与按摩步骤

精准取穴

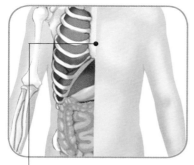

膻中穴在人体的胸部，正中线上，两乳头连线的中点。

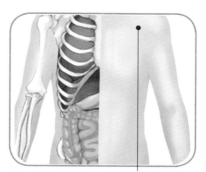

中府穴在胸部，前正中线旁开6寸，平第一肋间隙。

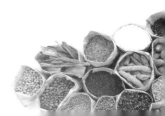

图解儿童经络按摩刮痧小常识

按摩步骤

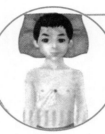

1

按摩穴位：膻中

按摩手法：中指压法

按摩时间：1～3分钟

按摩力度：重

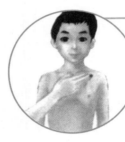

2

按摩穴位：中府

按摩手法：摩揉法

按摩时间：1～3分钟

按摩力度：适度

饮食宜忌

忌食：辛辣、油腻食物，甜食，冷饮。

宜食：梨、牛奶、稀粥、鸡蛋羹、米汤。

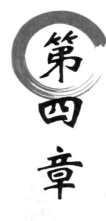

第四章

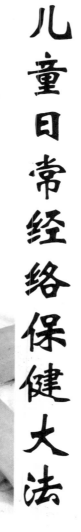

儿童日常经络保健大法

头部保健按摩法

揉面颊

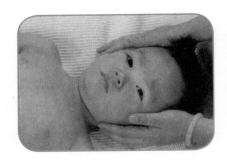

并指，用指腹轻揉孩子面颊。此法可以促进面部血液循环。

揉耳朵

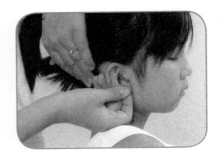

食指、中指与拇指配合，三个指头一起揉捏孩子耳郭，使其有胀热感。此法可起到全身保健的作用。

揉眼周

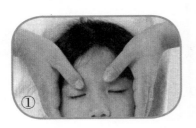

①

②

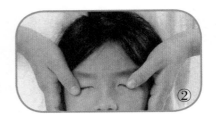

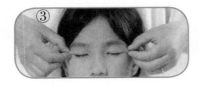

③

让孩子闭上眼，先以拇指在眼眶周围按揉（图①），再并起手指用指腹压在孩子眼球上轻轻揉动（图②），然后拇指和食指轻揉眼眶周围（图③）。此法可改善眼部供血，还可预防近视。

186

轻揉头部

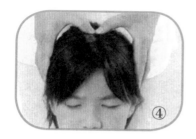

④

十指指腹着力紧贴头皮，带着发根揉动，不要发生摩擦。此法可促进脑部发育（图④）。

按百会穴

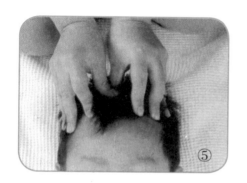

⑤

百会穴在孩子两耳尖连线与头部正中线交点处，按百会穴能促进身体各机能的平衡，可醒脑、健脑（图⑤）。

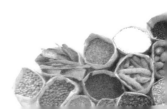

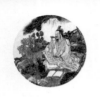

上肢保健按摩法

轻摩上肢

抚摩上肢时双手掌紧贴皮肤，不要脱离皮肤，可促进孩子上肢的血液循环。

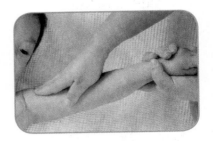

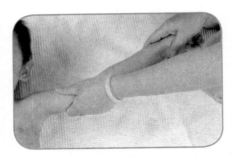

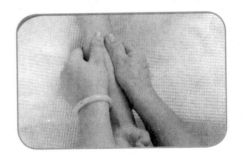

提捏上肢肌肉时，手掌和指腹着力提捏肌肉，稍作停留后还原，可促进孩子上肢各肌群生长。

指揉上肢

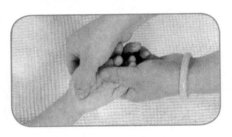

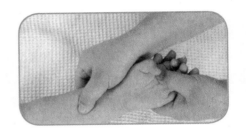

拇指指腹着力贴紧皮肤做顺时针或逆时针揉动，不要发生皮肤表面的摩擦，可增强孩子全身各脏腑机能。

胸腹保健按摩法

全掌摩揉胸腹部

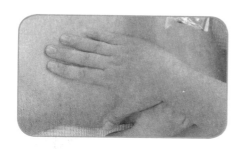
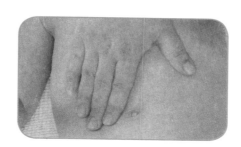

　　全掌摩揉孩子胸腹部时，着力要轻柔。在肋间可改为手指揉动。胸部重点揉胸骨，腹部重点揉肚脐四周。轻摩胸腹可使内脏平和舒缓，轻揉则可以促进孩子胸腹部肌肉的生长。

点按重要穴位

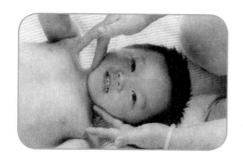
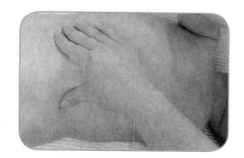

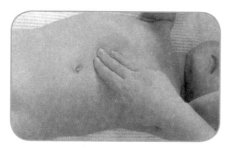

　　点按重要穴位时先以指端深按于穴位片刻，再以指腹揉动。此法可调节五脏六腑，舒筋活血，壮内强外。

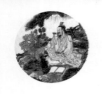
 # 腰背保健按摩法

轻摩揉腰背部

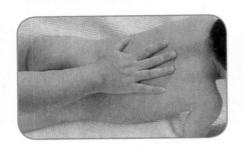

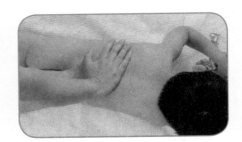

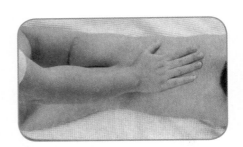

　　轻摩时全掌接触皮肤，尽量对整个腰背部进行抚摸。揉动时用掌根或大鱼际着力，重点揉脊柱两旁1.5寸处。

点按督脉

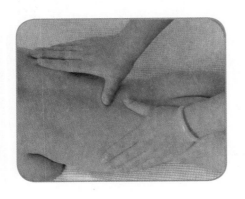

　　点按督脉时，拇指偏锋斜向上，稍用力，也可在点按的同时左右波动，但注意用力不要过大。点完后用全掌自上而下轻揉以放松，可激发阳气，提高孩子的抗病能力。

捏脊

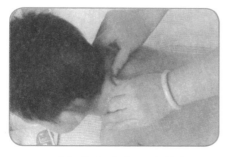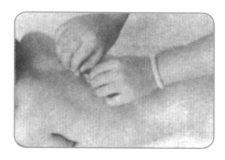

　　两手拇指和食指及中指抓起孩子脊柱两侧的皮肤向上提捏，然后逐渐向上移动，推动时拇指在下，食指和中指在上，不停地捻揉。每捻3次往上提拉1次。此法可调节孩子的五脏六腑，强壮脊椎。

合推腰背

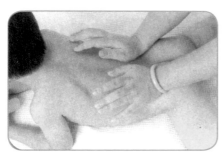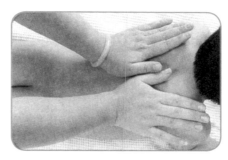

　　从腰骶往肩背方向，双掌根着力向下、向内推动脊柱两侧的肌肉，停留片刻后再揉动。此法可以强壮孩子脊柱两侧的肌肉，促进脊柱生长。

腰背部叩打

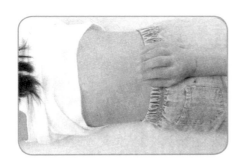

　　利用手腕摆动，十指指腹着力叩打孩子的腰背部，叩打时要有弹性，也可用侧掌叩法，背部着力大于腰部。此法可激发孩子的内脏之气，通经活络。

下肢保健按摩法

轻拿大小腿

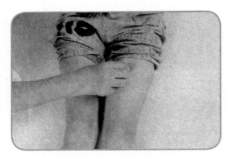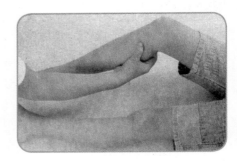

　　手掌和指腹着力抓捏肌肉，不要滑脱，先抓捏大腿再抓捏小腿。抓捏肌肉时动作轻柔。此法可促进孩子的生长发育，消除疲劳。

活动膝髋关节

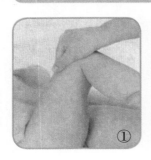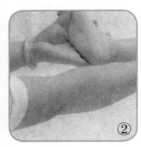

①　　②

　　膝部活动以屈伸为主（图①、图②），髋部以旋转为主，整个动作要求缓慢，幅度由小到大（图③、图④）。此法能促进孩子关节的发育。

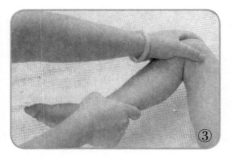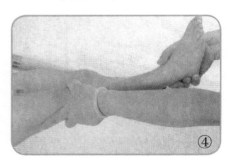

③　　④

长牙不适按摩法

轻揉两颊

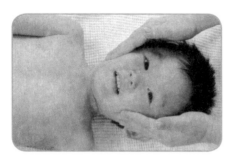

由于孩子脸颊部的肌肉相对较薄，所以用力不能过大，在指下感觉凹陷处可多揉动几次。

按压上下颌

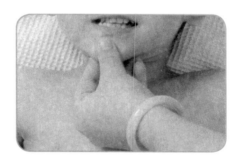

由于孩子上下颌的里层是牙龈，所以力度和幅度都不宜过大。

揉颊车、下关穴

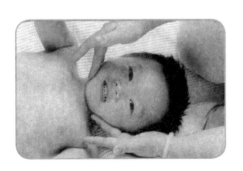

这两个穴位是治牙要穴，操作时先以中指指腹深按于穴位片刻，再以指腹轻揉结束。

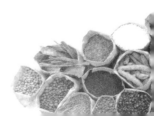

193

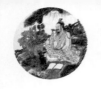

缓解生长痛按摩法

10岁左右是人体的快速生长发育期，四肢开始长长（尤其是下肢）。孩子会感觉到各关节的胀痛感。此时对孩子四肢的肌肉和关节进行按摩可有效缓解这种生长痛。

仰卧位按摩法

◆ 按揉髌骨、胫骨两侧

按摩时以揉和拨为主，拨动时注意力量的轻重和幅度的大小，以免损伤髌骨。此法能改善孩子的髌骨、胫骨周围气血情况（图①、图②、图③）。

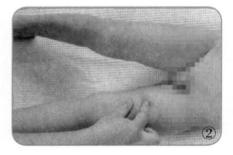

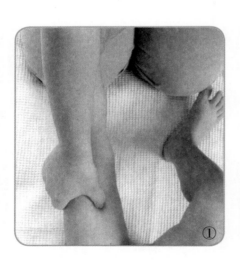

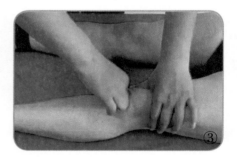

◆点鹤顶、膝眼、足三里穴

用指腹点按这三个穴位，有利于孩子腿部和膝盖的生长发育。点完穴后，沿着髌骨轮廓按揉，以增强效果（图④、图⑤、图⑥）。

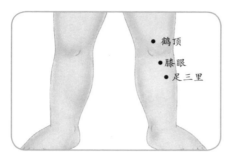

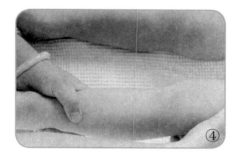

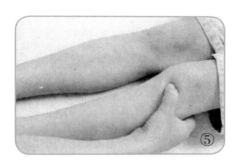

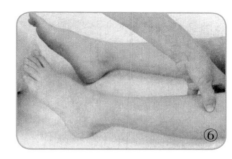

◆活动膝、髋

膝关节活动以屈伸为主，髋关节活动以旋推为主。按摩时动作要缓慢，幅度由小到大（图⑦、图⑧、图⑨、图⑩）。

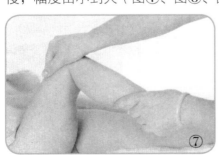

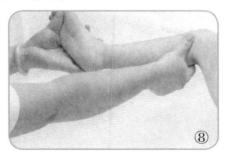

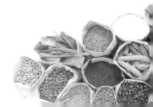

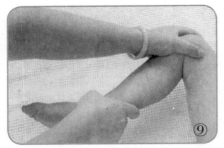

⑨

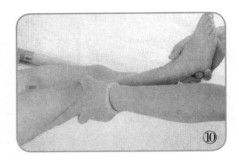

⑩

俯卧位按摩法

◆点大杼、绝骨穴

大杼穴位于孩子第一胸椎棘突下旁开1.5寸处（图⑪），绝骨穴位于外踝高点上3寸（图⑫），两穴都有强筋壮骨的作用。点穴要停留数秒，再以轻揉结束。

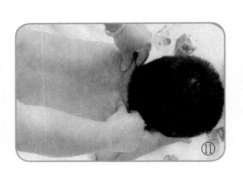

⑪

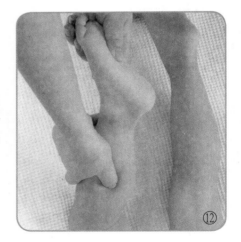

⑫

◆揉拿大小腿

以五指拿法，自上而下先拿捏大腿后侧肌肉，每块肌肉拿捏数下再揉数下，一边拿捏一边向下移动，拿至足跟处。拿捏时速度宜慢，不要滑脱（图⑬、图⑭）。

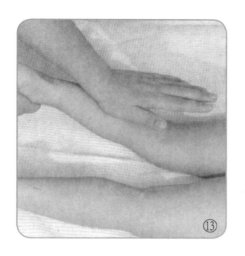

⑬

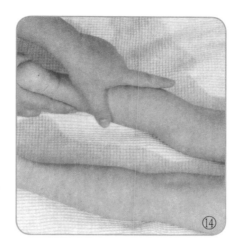

⑭

◆点按阳陵泉、承山、三阴交穴

点按这三个穴位有利于调和孩子的脏腑，强健肌肉和骨骼（图⑮、图⑯、图⑰）。

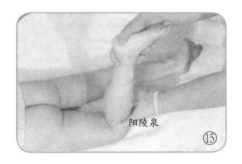

阳陵泉 ⑮

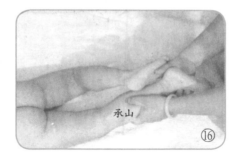

承山 ⑯

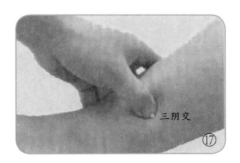

三阴交 ⑰

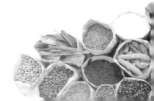

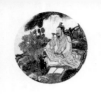
五指一捏按摩法

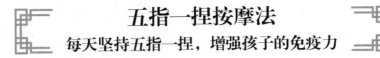

每天坚持五指一捏，增强孩子的免疫力

从孩子出生之日起，每天轻轻按摩孩子的五个手指，温柔地和孩子说话，你对孩子的爱通过手指的抚触传递给孩子，孩子的身心也会一天天健康起来。坚持下去，你会发现，孩子很少生病，你也不用为上医院耽误时间、耗费精力，更重要的是孩子不用饱受吃药打针的痛苦。

什么是"五指一捏"呢？"五指"，即按摩孩子的五个手指；"一捏"，即每天给孩子捏脊。

1. 补脾经200次：在孩子的拇指面沿顺时针方向旋转推动（图①）。

2. 补肺经200次：在孩子的无名指面沿顺时针方向旋转推动（图②）。

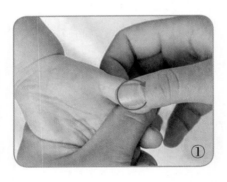
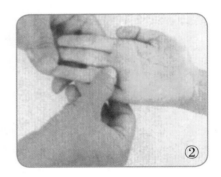

3. 补肾经200次：在孩子的小指面沿顺时针方向旋转推动（图③）。

4. 清肝经100次：推孩子的食指，从指根推向指尖（图④）。

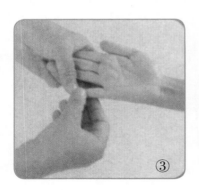
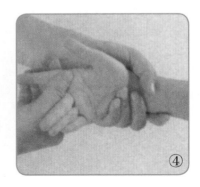

5. 清心经100次：推孩子的中指，从指根推向指尖（图⑤）。

6. 揉板门150次：顺时针揉孩子手掌大鱼际（拇指下方，在手掌肌肉隆起的地方）（图⑥）。

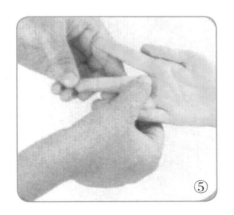

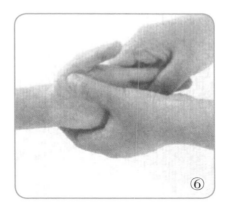

7. 揉脊3~5遍：用两手沿脊柱两旁由下而上连续捏拿孩子肌肤，两手交替，一边捏拿一边向上推进，自孩子尾骶部捏拿至枕颈部，反复3~5遍（图⑦、图⑧）。

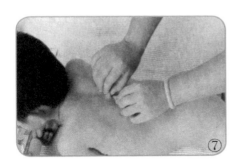

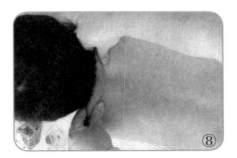

每天坚持五指一捏，持续两个月，你就会发现孩子体质变好，原来经常生病的孩子不生病了，食欲好了，睡觉香了，孩子的身高、体重都有所增长。

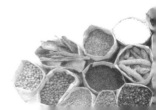

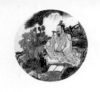

肠胃保健法

如果孩子肠胃功能比较弱，容易腹泻，父母可以用以下手法给孩子做做按摩。

1．清大肠经300次：父母用拇指将孩子食指从指根向指尖推即可（图①）。

2．补脾经200次：在孩子的拇指面沿顺时针方向旋转推动（图②）。

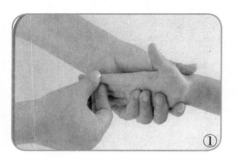
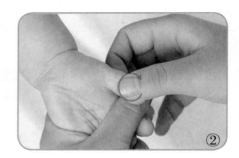

3．揉板门150次：顺时针揉孩子手掌大鱼际（图③）。

4．揉外劳宫3~5分钟：用拇指指尖顺时针按揉外劳宫穴（图④）。

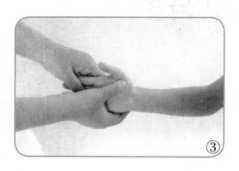
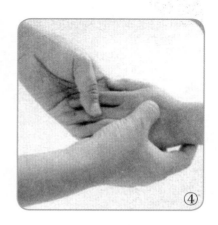

5．运内八卦2~3分钟：以拇指罗纹面在孩子手掌作运法（图⑤）。

6．揉脐3~5分钟：四指并拢或用于手掌沿顺时针按揉孩子肚脐（图⑥）。

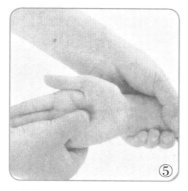

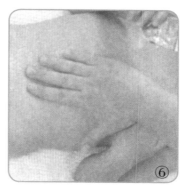

7．摩腹2~5分钟：顺时针30~50次，逆时针30~50次（图⑦）。

8．按揉足三里50～100次：足三里穴在犊鼻穴（外膝眼）下3寸，距胫骨前嵴1横指（中指），在胫骨前肌上。取穴时，由外膝眼向下量孩子的4横指，由胫骨旁开1横指（图⑧）。

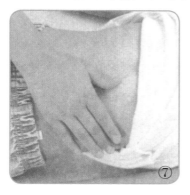

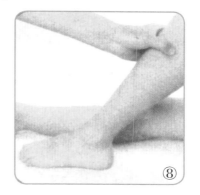

9．捏脊3～5遍：（见第199页第7点）

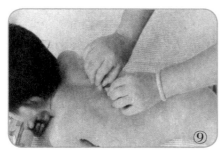

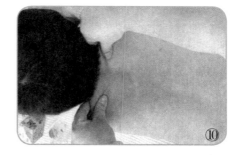

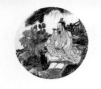

增强抗病力的脾胃保健法

如果孩子脾胃吸收不好，或者稍微吃一点就容易长肉，父母可以用以下推拿手法帮助孩子调理好脾胃。

1. 补脾经100次：在孩子拇指面沿顺时针推动100次（图①）。

2. 补大肠经100次，大肠经位于孩子食指外侧缘，从食指尖直线推动向虎口为补大肠经（图②）。

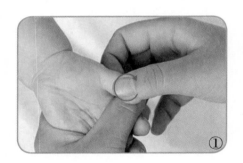

①

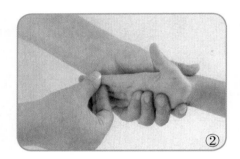

②

3. 推三关100次：三关在孩子前臂阳面靠拇指那一直线，父母要用拇指或食、中指指面，沿那条线从腕推向肘（图③）。

4. 推六腑100次：六腑在孩子前臂阴面靠小指那条线，父母用拇指或食、中指指面，沿那条线从肘推向腕（图④）。

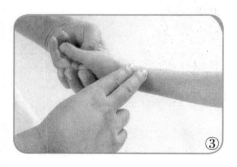

③

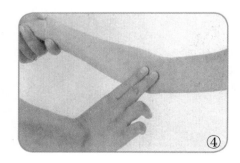

④

5．摩腹5分钟：用四个手指面绕孩子肚脐沿顺时针方向摩腹（图⑤）。

6．揉脐2分钟：用食指和中指揉摩孩子肚脐（图⑥）。

7．揉足三里2分钟：用拇指点揉孩子足三里穴（图⑦）。

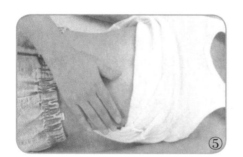

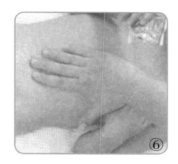

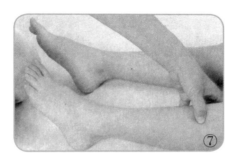

8．捏脊3~5遍：用两手沿脊柱两旁由下而上连续捏拿孩子肌肤，两手交替，一边捏拿一边向上推进，自孩子尾骶部捏拿至枕颈部，反复3~5遍（图⑧、图⑨）。

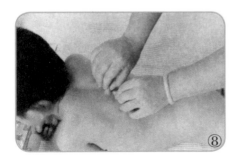

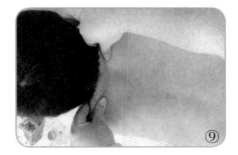

以上手法每次操作2遍，每日2次。

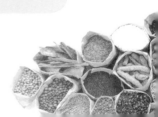

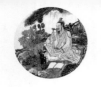

眼部保健法

孩子学习负担越来越重，眼睛的负担自然也随之增加，父母平时给孩子进行以下眼部保健按摩，可改善孩子的视力。

1. 父母用拇指自孩子印堂穴上推至前发际，两手交替操作30~50次（图①）。然后自额中向两侧分抹至太阳穴30~50次（图②）。

2. 按揉孩子睛明、攒竹、鱼腰、阳白、瞳子髎、四白穴各50次（图③）。

3. 让孩子闭上眼，父母用拇指指腹轻轻按揉其眼球20次（图④）。

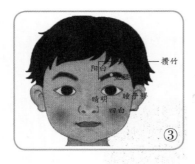

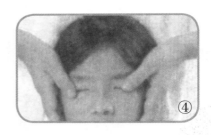

4. 用食指点揉太阳穴1分钟，揉抹眼眶30~50次（图⑤）。

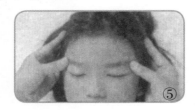

预防感冒保健法

感冒是孩子易患的疾病之一，下面这套针对孩子的保健按摩对预防感冒和增强孩子的体质都有不错的效果。

1. 父母用两手掌快速互擦，发烫为度，然后将手按在孩子的前额，先按顺时针方向环摩面部50次，再按逆时针方向环摩面部50次，使孩子面部有温热感（图①）。

2. 父母用两手食指在孩子鼻子两侧做快速上下推擦，用力不要过重，以局部产生的热感向鼻腔内传导为度（图②）。

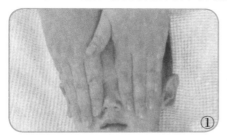

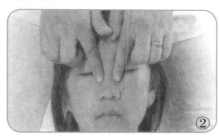

3. 父母用双手拇指和食指搓揉孩子双侧耳垂，反复操作1～3分钟，以耳垂发热为度（图③）。

4. 父母用全掌摩擦孩子的肩背部（图④），以透热为度，再按揉合谷穴（图⑤）、曲池穴各50次（图⑥）。

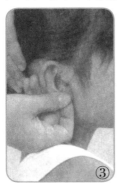
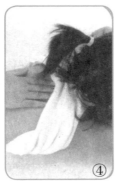
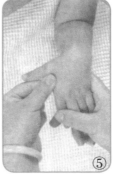
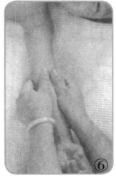

以上手法要长期坚持才能达到预防感冒的目的，每天最少进行1次。

增高保健法

父母如果想要孩子充分发挥长高的潜力，首先要保证孩子均衡的饮食营养和充足的睡眠以及科学的锻炼方法。在这些基础上，如果配合以下有利于孩子长高的按摩方法，效果会更好。

按压孩子脚底的涌泉穴（图①）和后背命门穴（图②），每个穴位操作3分钟，再加上捏脊5遍（图③），长期坚持，有助于孩子长高。

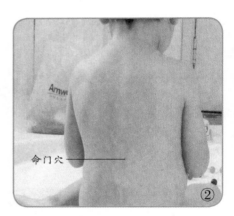

命门穴

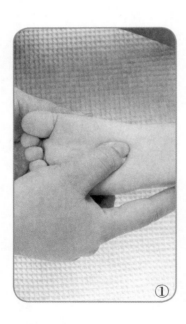

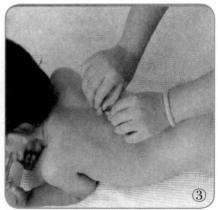

足部按摩六步操

人体各器官和部位在足部有着相对应的区域，可以反映相应脏腑器官的生理病理信息，这就是所谓的"足部反射区"。运用按摩手法刺激这些反射区，可以调节人体各部分的机能，取得防病治病、自我保健的效果，称为"足部反射区健康法"。掌握简单的足部按摩方法，可以有效预防疾病，提高免疫力。

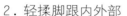

1. 从脚心开始

方法：首先，从脚心开始，用双手拇指往外抚摸。

功效：可使孩子放轻松，释放紧张情绪，也会加深孩子的呼吸，有助于食物的消化。

2. 轻揉脚跟内外部

方法：一手抓住孩子的脚趾，另一手轻轻搓揉孩子脚跟的内外侧。

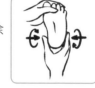

功效：有助于孩子臀部与腹部的压力释放，对于消除孩子胀气特别有效。

3. 从孩子的脚跟轻按至大脚趾

方法：用指头从孩子的脚跟到大脚趾轻按或画小圆圈，然后沿着脚背推过去再推过来，重复2～3次。

功效：可松弛孩子的神经。

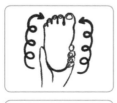
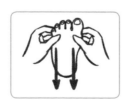
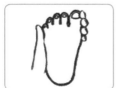
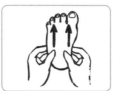

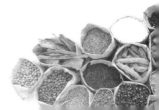

4. 脚趾与脚掌相接点

方法：在脚趾与脚掌相接处画小圆圈，而且要从小脚趾往大脚趾按，然后从头再按1次即可。

功效：孩子鼻腔不适时按摩此处，可改善症状。

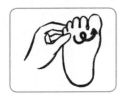 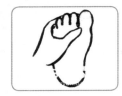

5. 脚趾

方法：将手指在孩子的脚趾上绕圈圈，一次即可。

功效：对于孩子的耳朵、眼睛、骨骼与牙齿不适症状的舒缓都会有所帮助。

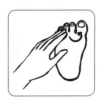

6. 脚背

方法：（1）轻柔地用手指从孩子的脚背朝脚趾处划过去。

（2）轻拍脚背。

功效：（1）此法可有效地促进孩子的体液循环。

（2）脚背和胸腔有关，轻拍脚背可以帮助孩子擤出鼻涕。

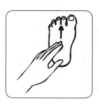 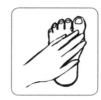

强身健脑手指操

第一套　手指兄弟

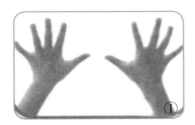

兄弟十个分两组（图①）

（十指伸展，手心向外）

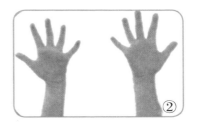

生来个子有高低（图②）

（翻动两手，手心向内）

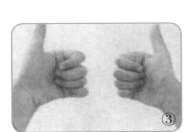

老大长得最粗壮（图③）

（两手伸拇指）

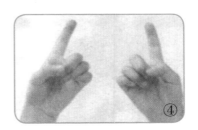

老二生来有主意（图④）

（两手伸食指）

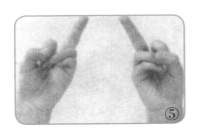

老三长得个子大（图⑤）

（两手伸中指）

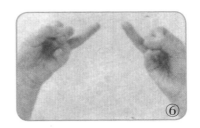

老四生来没名字（图⑥）

（两手伸无名指）

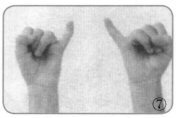

老五别看个子小（图⑦）

（两手伸小指）

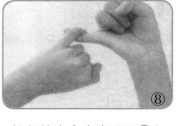

拉起钩来有本事（图⑧）

（两手小指互钩）

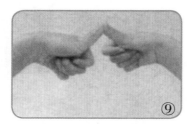

老大碰碰头（图⑨）

（两手拇指相碰）

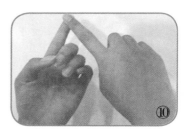

老二碰碰脸（图⑩）

（两手食指相碰）

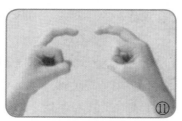

老三弯弯腰（图⑪）

（两手中指上下运动）

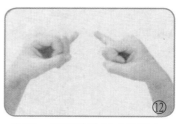

老四、老五伸伸腿（图⑫）

（两手无名指、小指伸展运动）

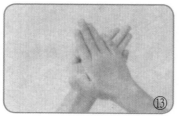

大家拍手把歌唱（图⑬）

（两手拍掌）

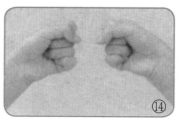

握紧拳头有力气（图⑭）

（握拳举双手）

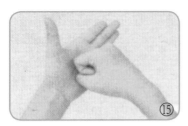

东一捶（图⑮）

（右手捶左手心）

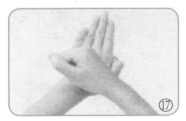

西一捶（图⑯）

（左手捶右手心）

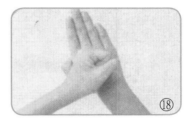

南一捶（图⑰）

（右手捶左手背）

北一捶（图⑱）

（左手捶右手背）

第二套　手指睡觉

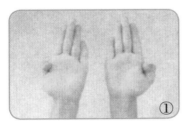

老大睡了（图①）

（两手心向上，拇指弯曲）

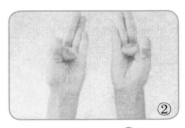

老二睡了（图②）

（食指弯曲）

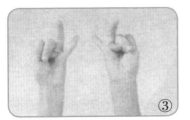

大个子睡了（图③）

（中指弯曲）

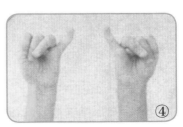

老四睡了（图④）

（无名指弯曲）

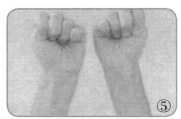

⑤

小不点睡了，大家都睡了（图⑤）

（小指弯曲，同时两手心转向下方）

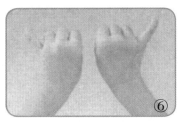

⑥

小不点醒了（图⑥）

（小指伸直）

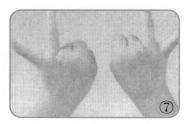

⑦

老四醒了（图⑦）

（无名指伸直）

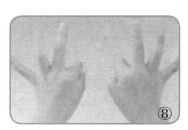

⑧

大个子醒了（图⑧）

（中指伸直）

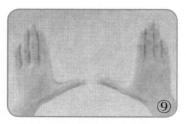

⑨

你醒了，我醒了（图⑨）

（食指、拇指先后伸直）

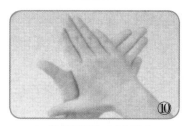

⑩

大家都醒了（图⑩）

（两手相互拍）

第三套　手指宝宝

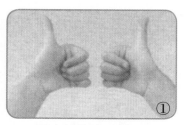

①

两个拇指（图①）

（两手成拳相对，拇指伸直）

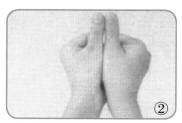

②

比比一样高（图②）

（两拳相合，拇指并在一起）

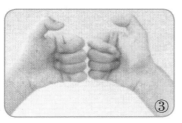

相互点点头（图③）

（两手拇指向前弯曲）

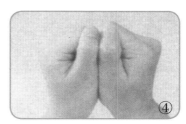

接着弯弯腰（图④）

（两手拇指向前弯）

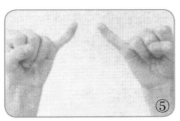

两个小指（图⑤）

（两拳打开，两手小指伸直）

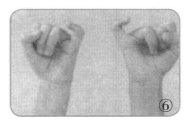

一样都灵巧（图⑥）

（两手小指弯曲运动）

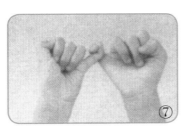

相互拉拉钩（图⑦）

（两手小指反复互钩）

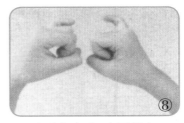

点头问问好（图⑧）

（两拳竖起，两手小指相

互弯曲运动）

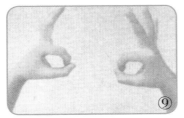

食指（图⑨）

（弹食指）

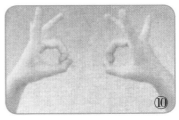

中指（图⑩）

（弹中指）

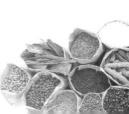

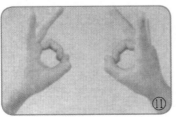

无名指（图⑪）

（弹无名指）

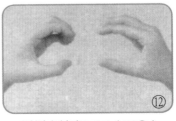

样样事情离不了（图⑫）

（两手食指、中指和无名指
弯曲运动）

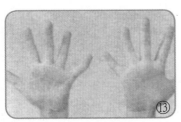

摊开双手数一数（图⑬）

（两手心向上，十指伸展）

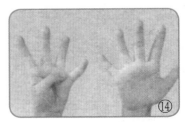

一（图⑭）

（左手拇指弯曲）

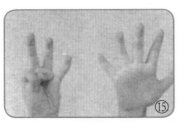

二（图⑮）

（左手食指弯曲）

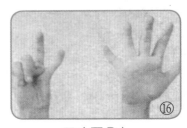

三（图⑯）

（左手中指弯曲）

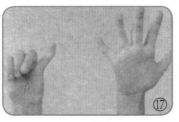

四（图⑰）

（左手无名指弯曲）

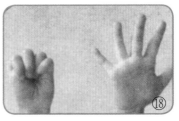

五（图⑱）

（左手小指弯曲，左手做
完做右手）

214